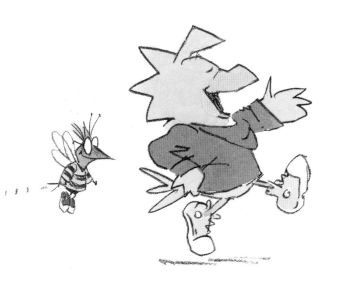

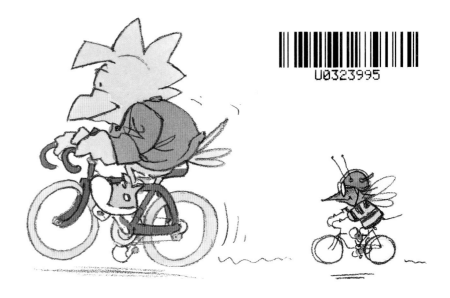

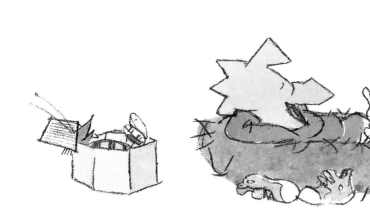

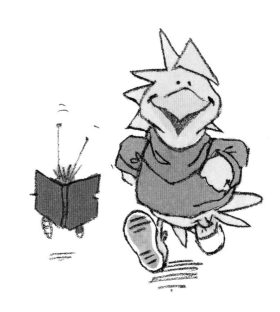

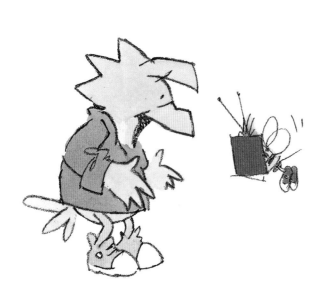

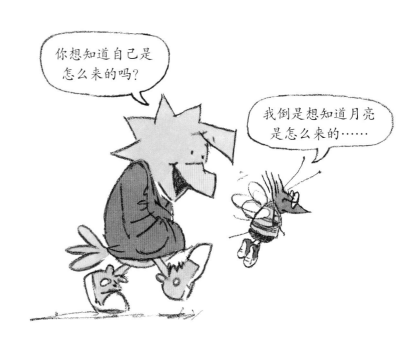

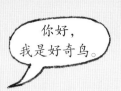

你好，
我是好奇鸟。

你好，
我是小蜜蜂。

非常感谢艾美·厄莉克对本书给予了高度的称赞与认可，我们向她表达最诚挚的敬意！——罗比·H.哈里斯，迈克尔·艾伯力

致家长、老师、图书管理员、医护人员、健康专业人士、神职人员以及所有陪伴、照顾孩子或从事儿童教育工作的人

　　孩子们几乎对所有事情都很好奇。他们尤其对自己的身体、自己是从哪里来的以及自己是怎么来的这些问题非常感兴趣。许多（但不包含全部）孩子不断地向我们提出类似的问题，如"为什么自己的身体和有些人相同，和有些人不同？""男孩和女孩有什么区别？""身体的这些不同部位叫什么？""小宝宝是从哪里来的？""小宝宝是怎么出生的？""什么是家庭？"除此之外，他们还会问一些有关他们自己或者他们身体的其他问题。他们对这些问题的探索似乎永无止境。这些问题有些很好回答，而有些就没那么容易了。

　　因此我们编写了本书，用来回答孩子们的这些问题，解答他们心中的疑惑。我们与家长、教师、图书管理员、护士、医生、社会工作者、心理学家、科学家、健康专业人士以及神职人员都进行过沟通与了解，以确保本书中所有的内容都适合 4~8 岁的孩子阅读，并且确保书中的内容科学准确，尽可能地与时俱进。许多人都会问我们，该如何利用这本书更好地回答孩子们的问题。这里没有确切答案。本书可用于亲子阅读，有些孩子可能喜欢让父母一页一页地读给他们听。有些孩子可能只挑选他们感兴趣的话题，或者只是在书中寻找他们想要知道的答案。还有些孩子可能喜欢自己阅读本书。

　　无论读者如何使用本书，我们都希望它能够帮助孩子了解自己的身体，并为他们解答自己来自哪里，男孩女孩有哪些不同等这些完全正常又看似非常神奇的问题。

罗比·H.哈里斯，迈克尔·艾伯力
2006 年 1 月

宝贝，我想和你聊聊

解决孩子关于身体、性别、
家人和朋友方面困惑的性教育启蒙书！

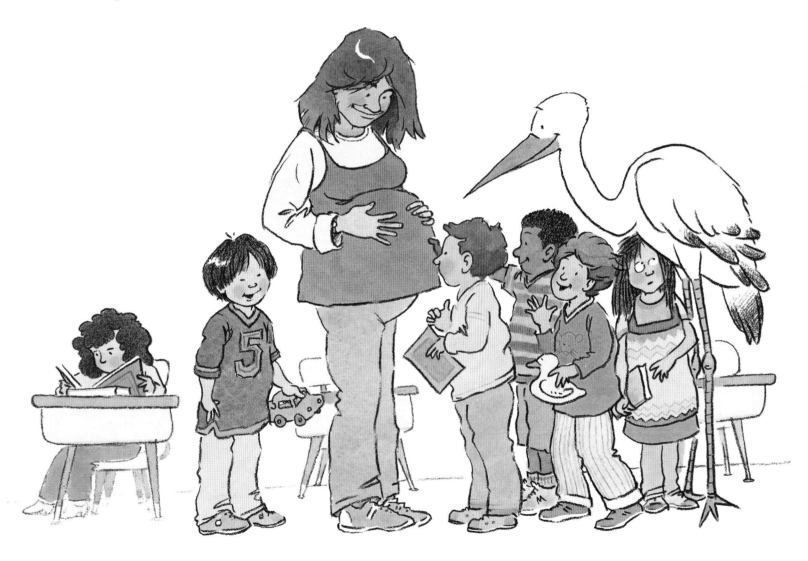

［美］罗比·H.哈里斯◎文　　［美］迈克尔·艾伯力◎图　　明芳娇◎译

黑龙江美术出版社

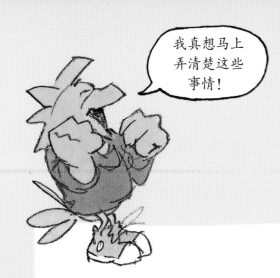

我真想马上弄清楚这些事情！

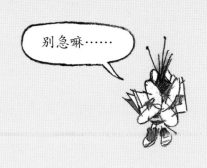

别急嘛……

目录

我们一起去动物园看河马吧！

我都等不急要去看昆虫了！

好奇鸟和小蜜蜂一起去动物园

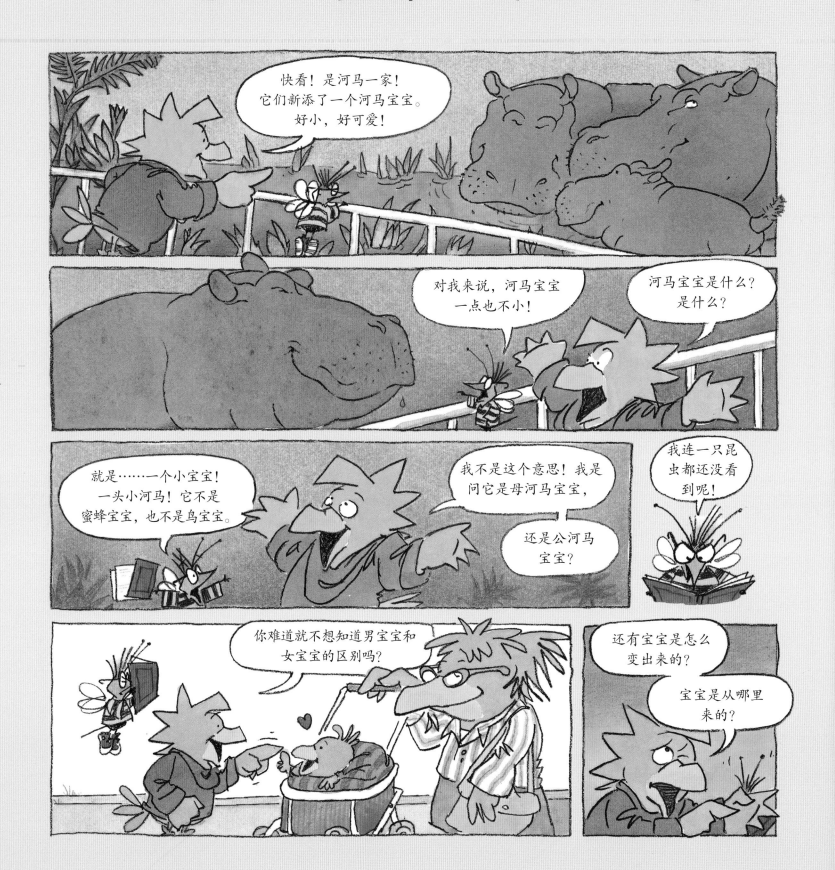

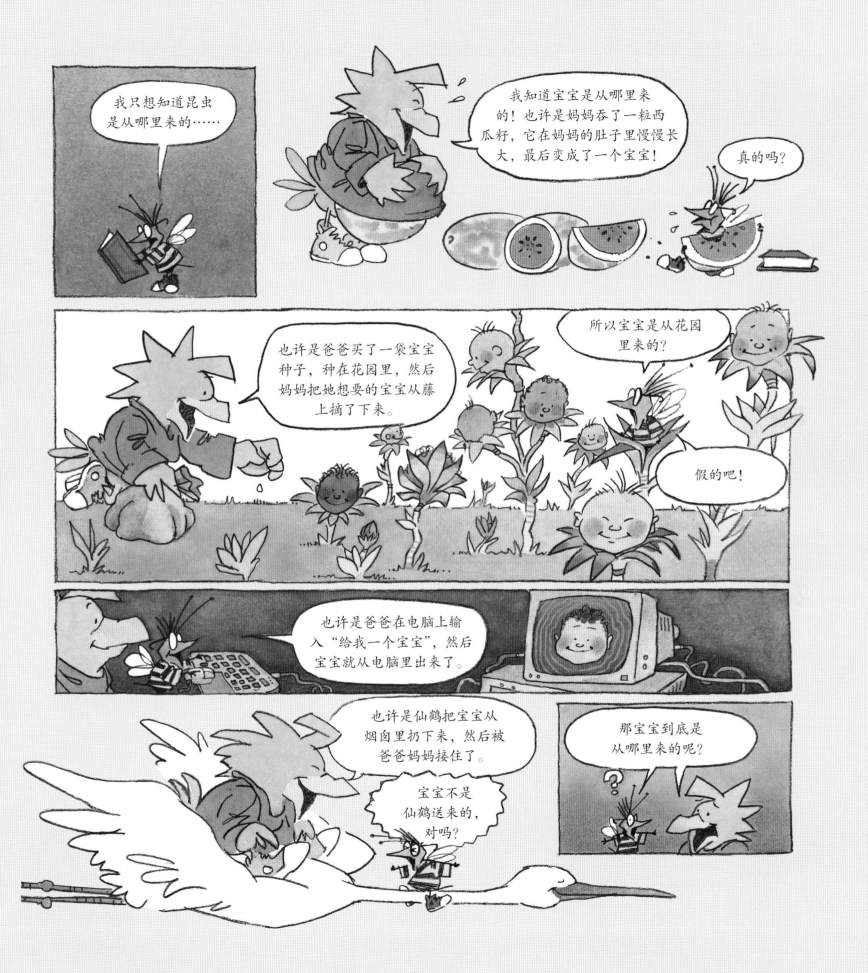

1

好多好多的问题！

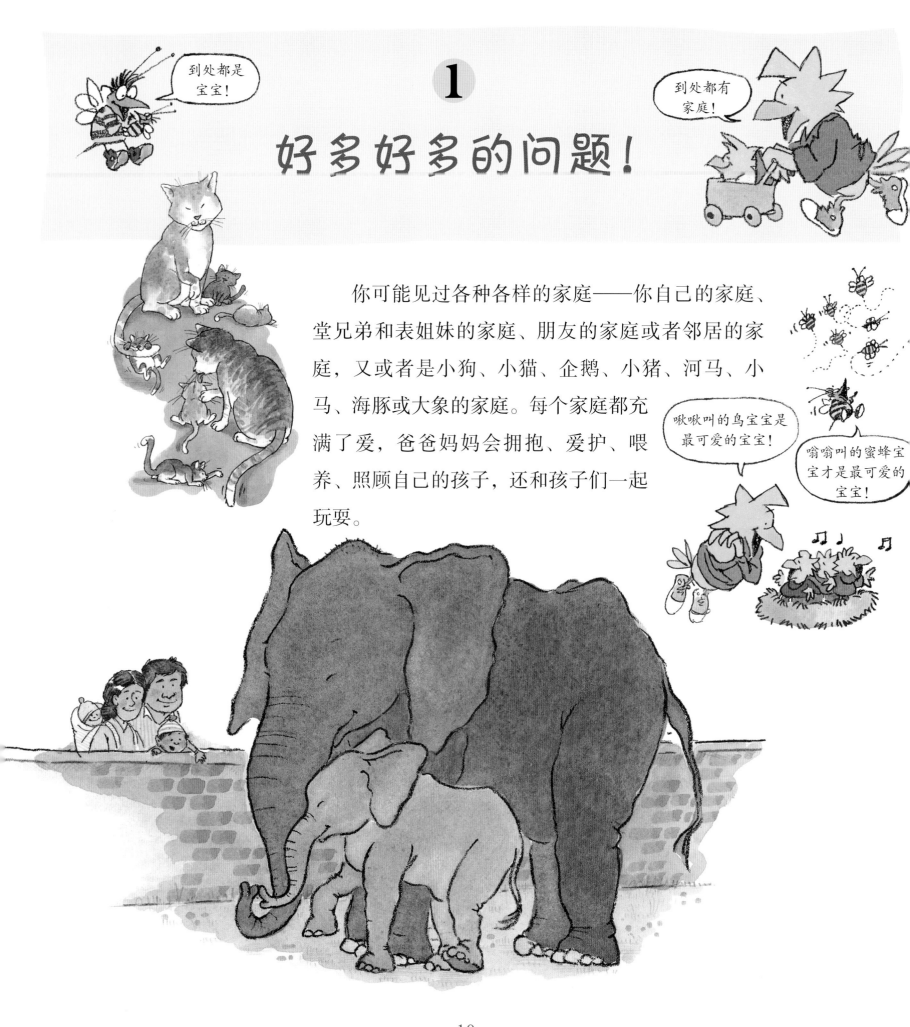

你可能见过各种各样的家庭——你自己的家庭、堂兄弟和表姐妹的家庭、朋友的家庭或者邻居的家庭，又或者是小狗、小猫、企鹅、小猪、河马、小马、海豚或大象的家庭。每个家庭都充满了爱，爸爸妈妈会拥抱、爱护、喂养、照顾自己的孩子，还和孩子们一起玩耍。

你可能很好奇，这些宝宝是从哪里来的？你又是从哪里来的？你是怎么变出来的？你是怎么出生的？

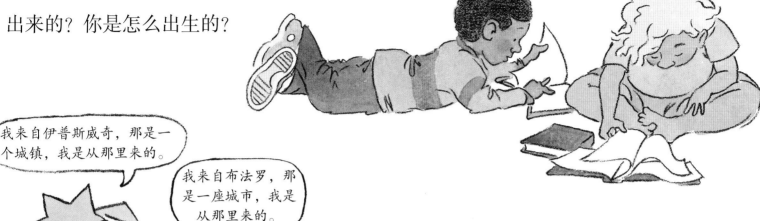

我来自伊普斯威奇，那是一个城镇，我是从那里来的。

我来自布法罗，那是一座城市，我是从那里来的。

你可能也会好奇，为什么有的宝宝是男孩，有的宝宝是女孩？男孩和女孩有哪些相同之处，有哪些不同之处？

提问是发现许多新鲜事物的好方法。而向大人请教是找到答案的好方法，我们可以向爸爸妈妈、叔叔阿姨、爷爷奶奶、医生或者护士提问。

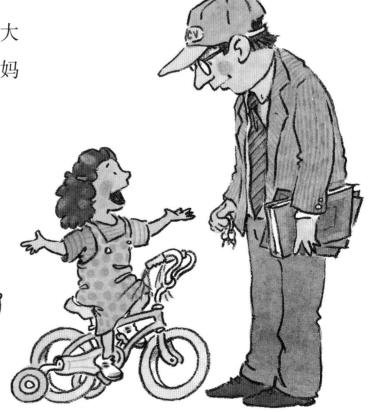

你也可以自己看书，或者让老师、图书管理员或者你熟悉的人把书中的内容读给你听，这些都是寻找答案的好方法。

女孩做这些，
男孩做那些

2

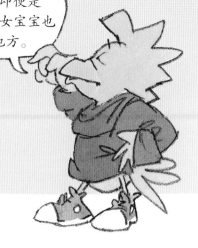

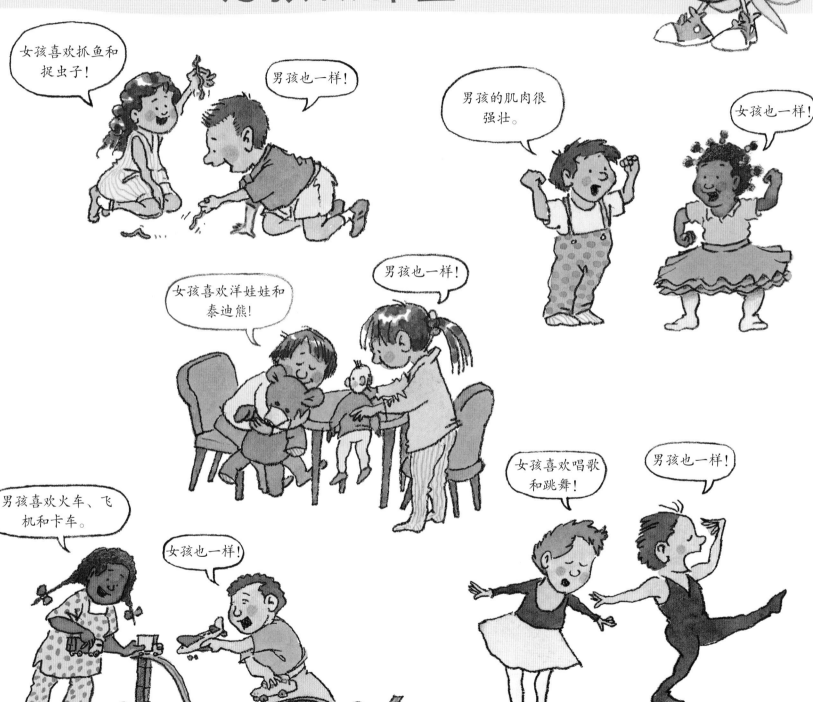

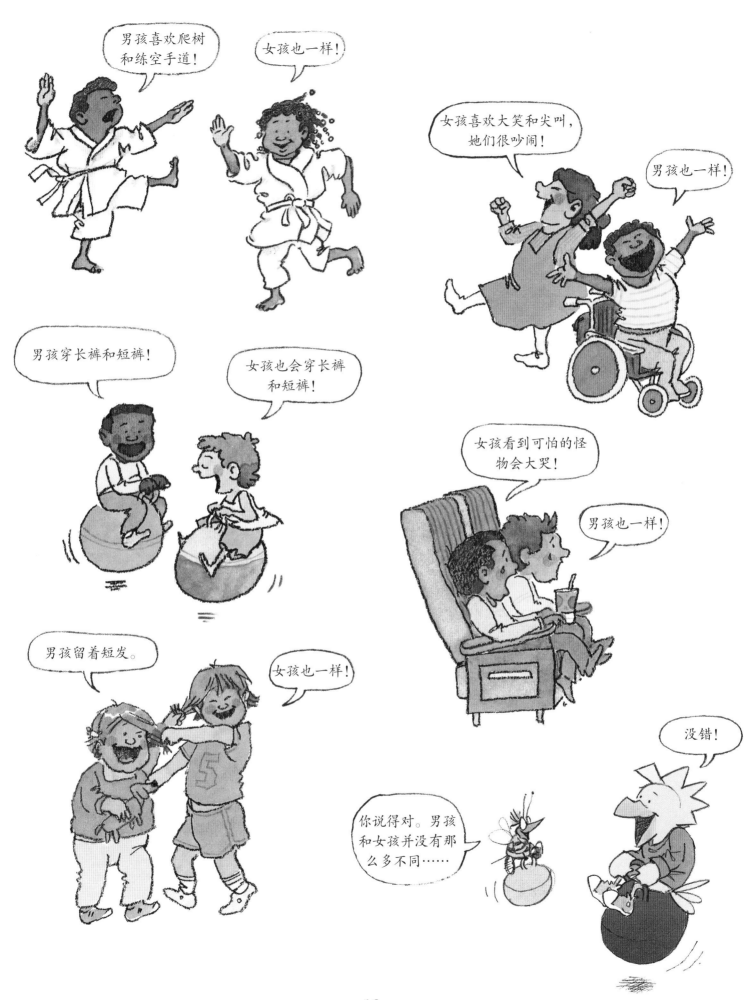

13

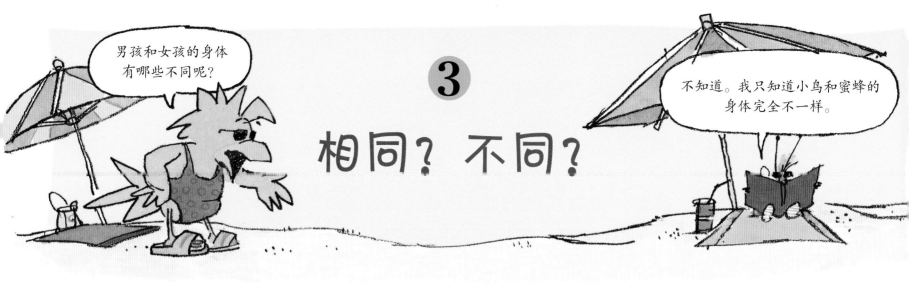

3

相同？不同？

我们的身体大部分都是相同的，我们都有脚趾、手指、鼻子、腿、胳膊、眼睛、心脏、肺、胃和屁股，还有许多其他相同的身体部位。

但有些特殊的身体部位男孩和女孩生来就不一样，女孩有阴道，男孩有阴茎。阴道和阴茎就是两种不一样的身体部位。

有些特殊的身体部位长在我们的身体外面，它们通常被内衣或泳衣遮盖住。对婴儿和小宝宝来说，这些特殊的身体部位藏在尿布下面。

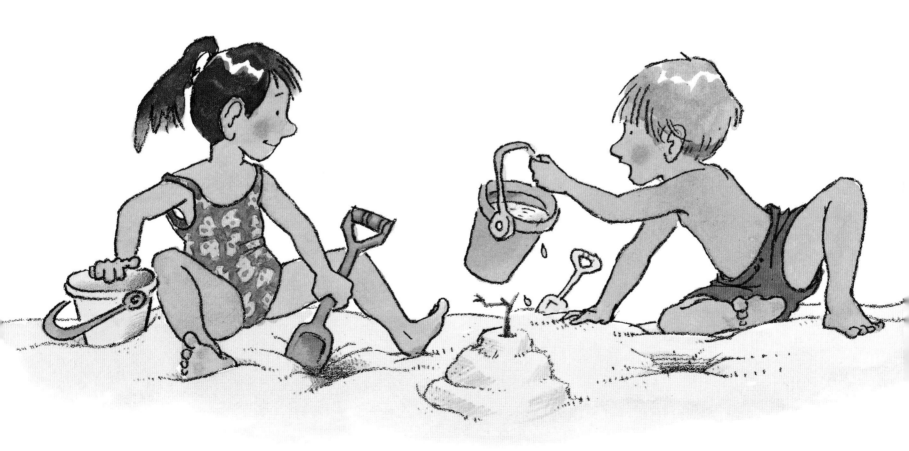

有些特殊的身体部位长在我们的身体里面，无法用眼睛看到。

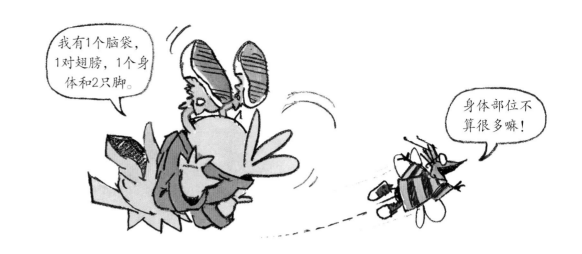

男孩与女孩还有一个地方不同，那就是他们上厕所的方式不一样。为什么会这样呢？这是因为他们的某些身体部位不一样。男孩用"小鸡鸡"尿尿。而女孩用两腿之间的"小洞洞"尿尿。

所以，女孩坐在马桶上尿尿，而男孩一般都站着尿尿。虽然大家尿尿的方式不一样，不过不管是谁，都会坐着拉粑粑。

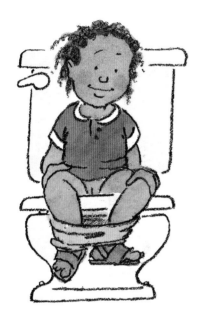

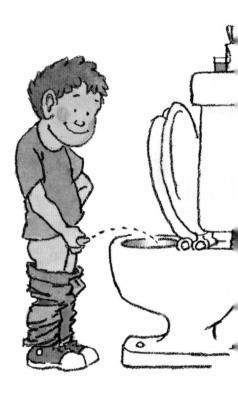

还有一个不同就是，女宝宝、女孩和女人统称为"女性"，而男宝宝、男孩和男人统称为"男性"。

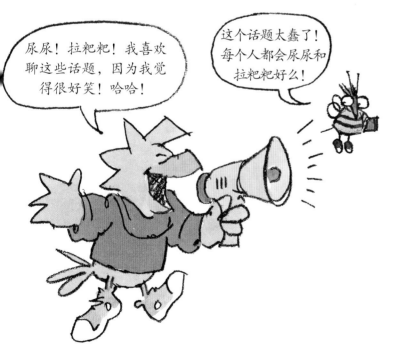

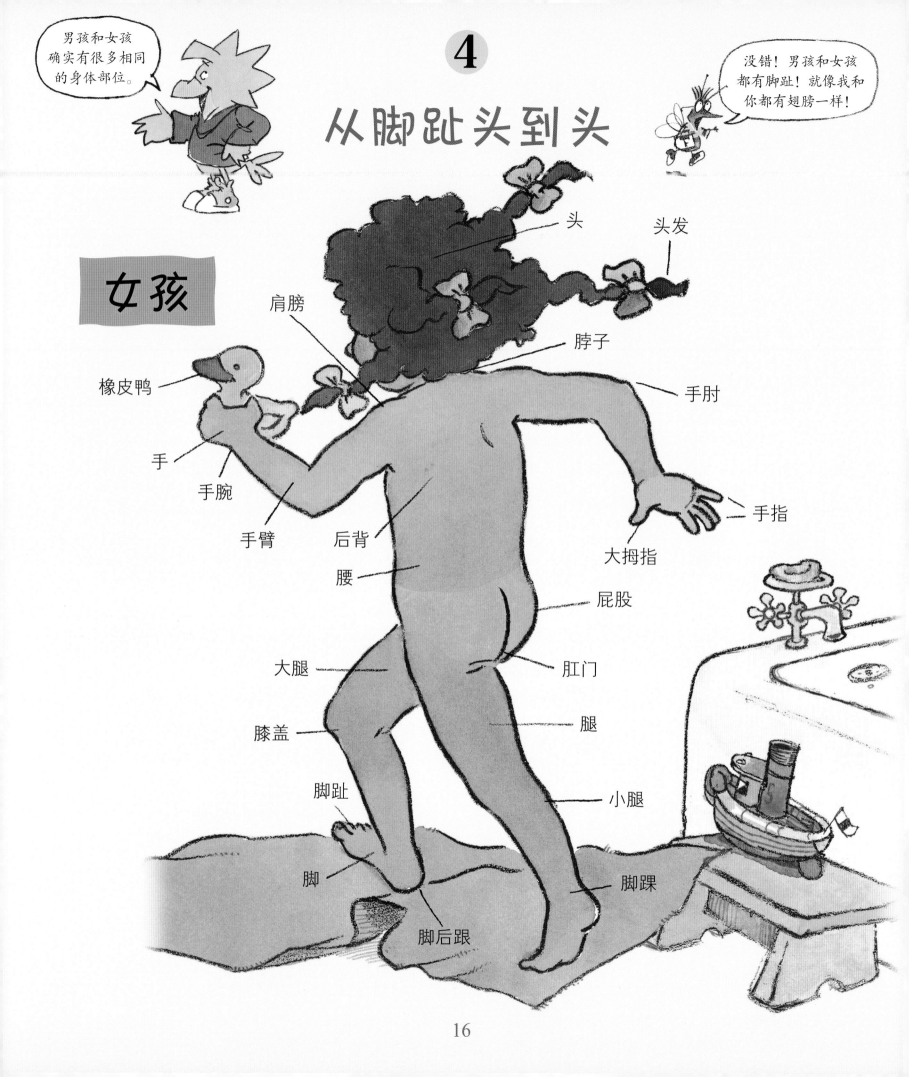

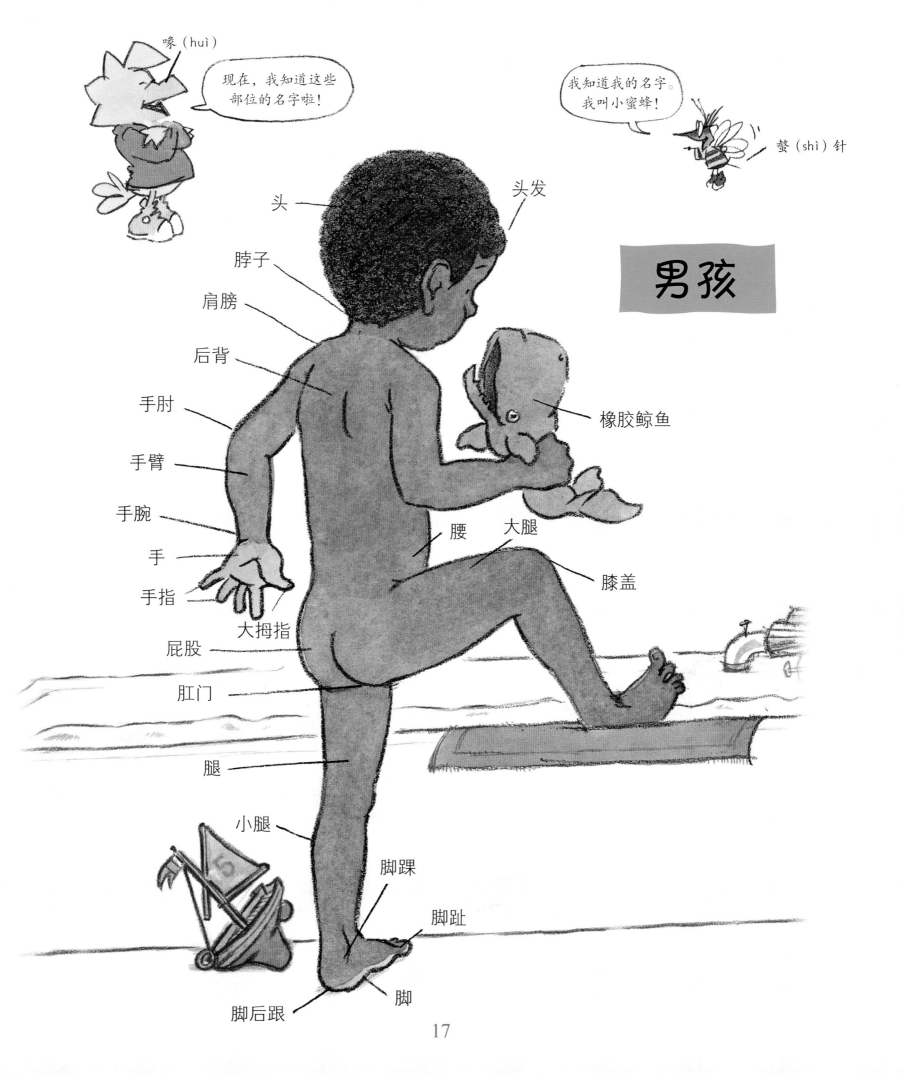

17

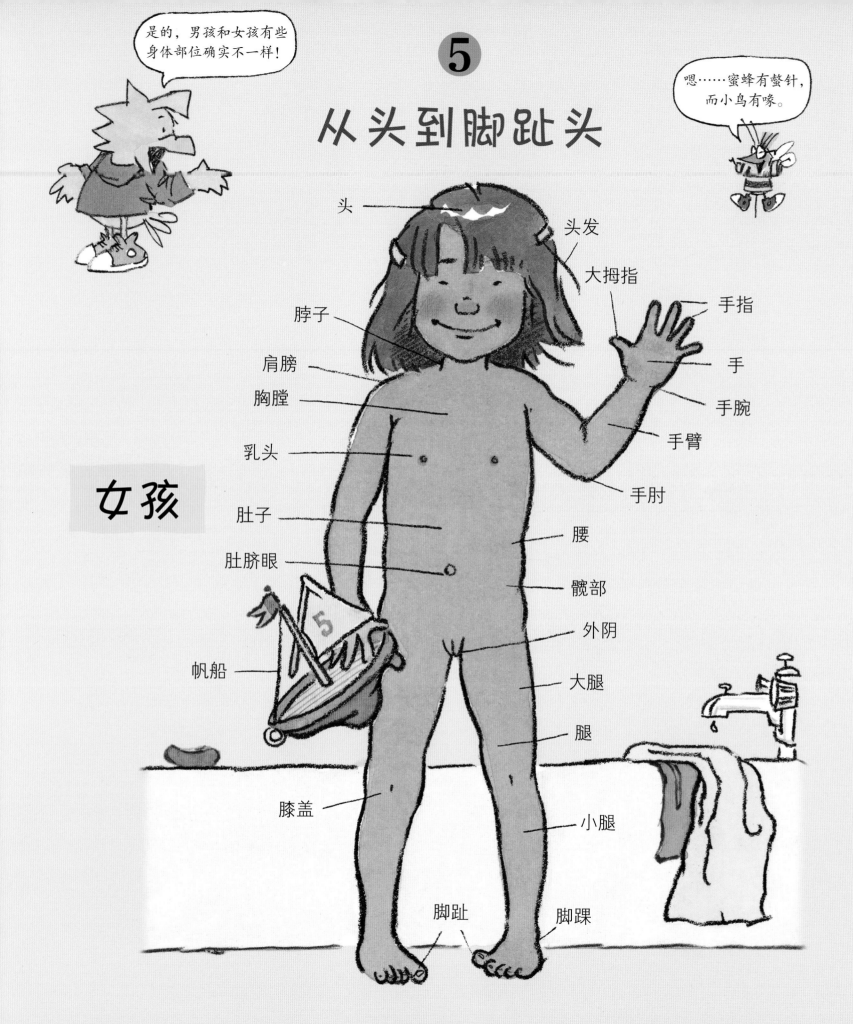

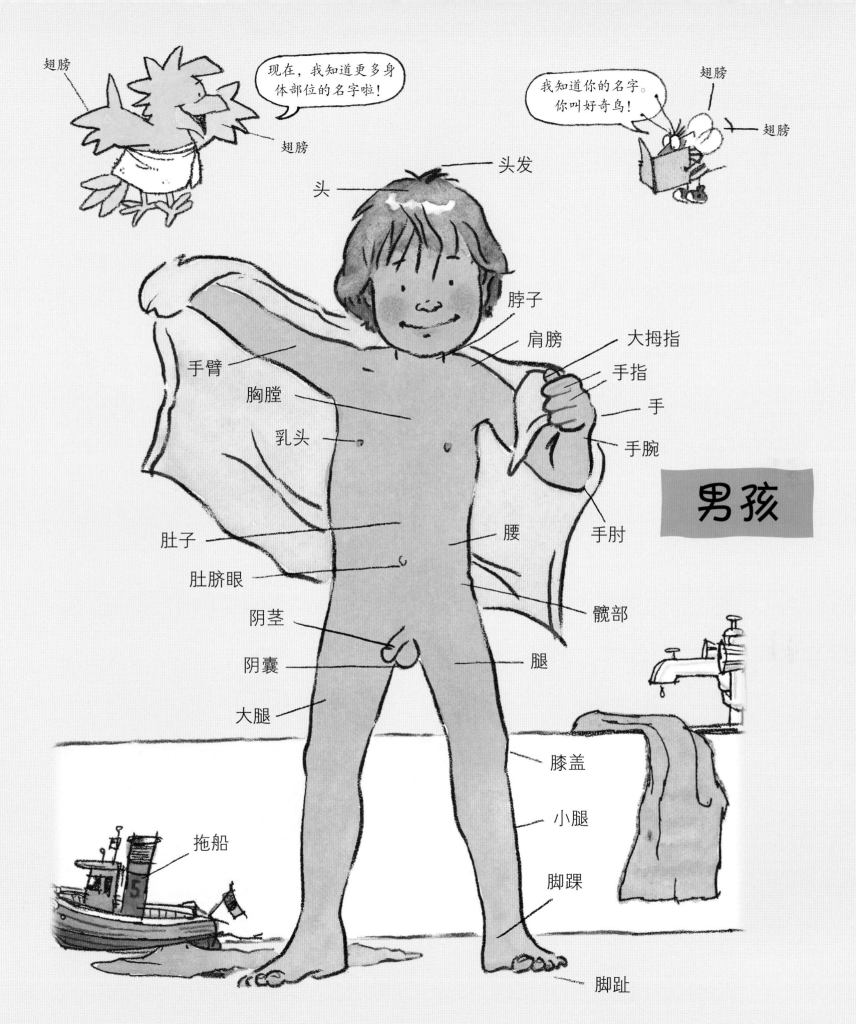

呀！男宝宝、男孩和男人都有相同的特殊身体部位吗？

是的！就像蜜蜂和小鸟都有翅膀一样！

6

男孩有什么

男宝宝生来就有一些特殊的身体部位，那是女宝宝没有的。这些特殊的身体部位，有些长在身体外面，有些长在身体里面。

"小鸡鸡"（阴茎）和"小袋子"（阴囊）位于男孩的两腿之间，它们都长在身体外面，很容易被看到。女孩没有这两个身体部位。

还有两个身体部位，也在长在男孩的两腿之间，即尿道口和肛门。女孩也有这两个身体部位。

阴囊就像一个小袋子，外面有一层湿软的皮肤，里面装着两个小球球一样的东西，那就是睾丸。

"小鸡鸡"挂在"小袋子"的前面。有时候，"小鸡鸡"会变硬伸出来，这叫作"勃起"。男宝宝、男孩和男人都会勃起。男宝宝甚至还在妈妈肚子里的时候就会勃起。

"小鸡鸡"顶部有个小孔，叫作"尿道口"，尿液会从那里排出来。

粑粑，也叫作"大便"，从一个叫肛门的地方排出。

男孩的两腿之间有两个小孔，一个是尿道口，另一个是肛门。

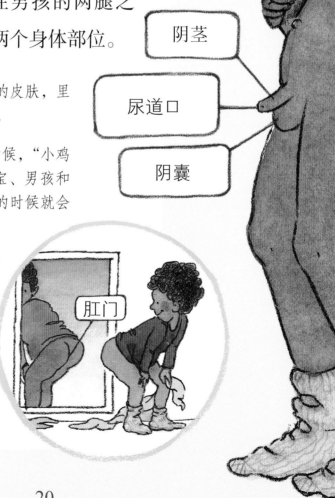

阴茎

尿道口

阴囊

肛门

20

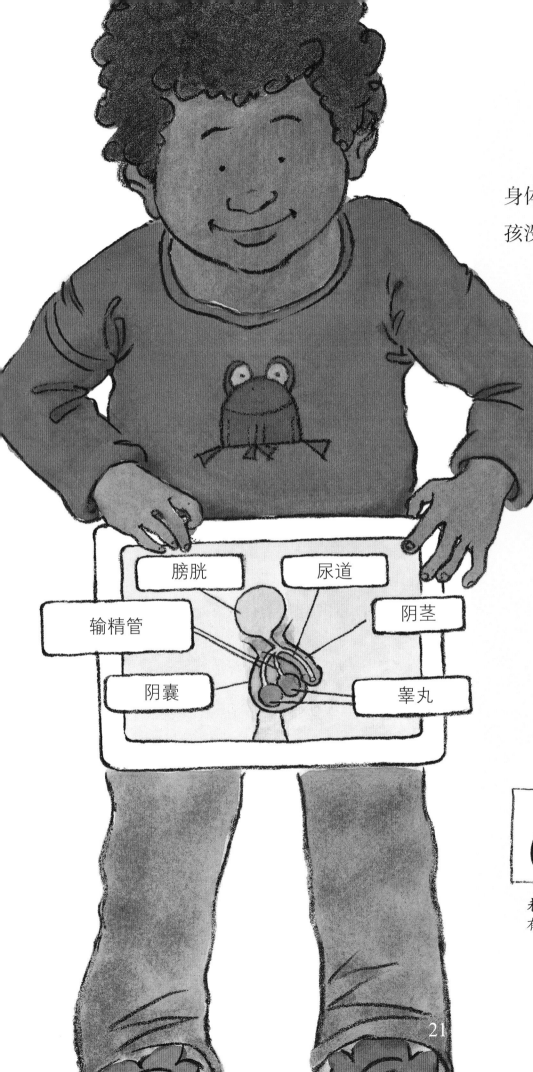

男孩的身体里面有两个特殊的身体部位——睾丸和输精管。而女孩没有这两个身体部位。

另外，男孩的身体里面还有膀胱和尿道。不过，女孩也有这两个身体部位。

小男孩有两个睾丸，每个睾丸和葡萄差不多大。输精管看起来就像煮熟的意大利面条。

尿液从膀胱流出，流到"小鸡鸡"里的尿道里，最后从"小鸡鸡"顶端的尿道口流出。

"小鸡鸡"顶部松软的皮肤叫作"包皮"。有些男宝宝的包皮在出生几天后就被切除了，有些男宝宝的包皮没有被切除，所以有些人的"小鸡鸡"看起来跟其他人的不一样。

膀胱

尿道

输精管

阴茎

阴囊

睾丸

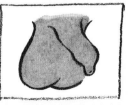

未割包皮的阴茎
有包皮的阴茎

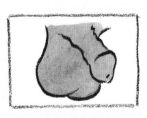

割过包皮的阴茎
没有包皮的阴茎

21

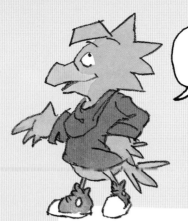

7

女孩有什么

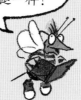

女宝宝生来就有一些特殊的身体部位，那是男宝宝没有的。这些特殊的身体部位，有些长在身体外面，有些长在身体里面。

外阴、阴道口和阴蒂都长在身体外面，位于女孩的两腿之间，所以不容易被看到。男孩就没有这些身体部位。

还有两个身体部位也长在女孩的两腿之间，即尿道口和肛门。不过，男孩也有这两个身体部位。

外阴是女孩和女人两腿中间那片柔软的皮肤，里面有处像豌豆一样大小的隆起的皮肤，那就是阴蒂。

另外，外阴里面有两个小孔，分别是阴道口和尿道口，其中尿道口是尿液排出的出口。

粑粑，也叫作"大便"，从一个叫肛门的地方排出。

女孩和女人的两腿之间一共有三个小孔，它们分别是尿道口、阴道口和肛门。

阴蒂

尿道口

阴道口

外阴

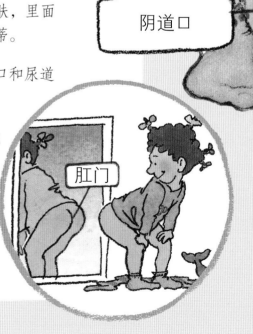

肛门

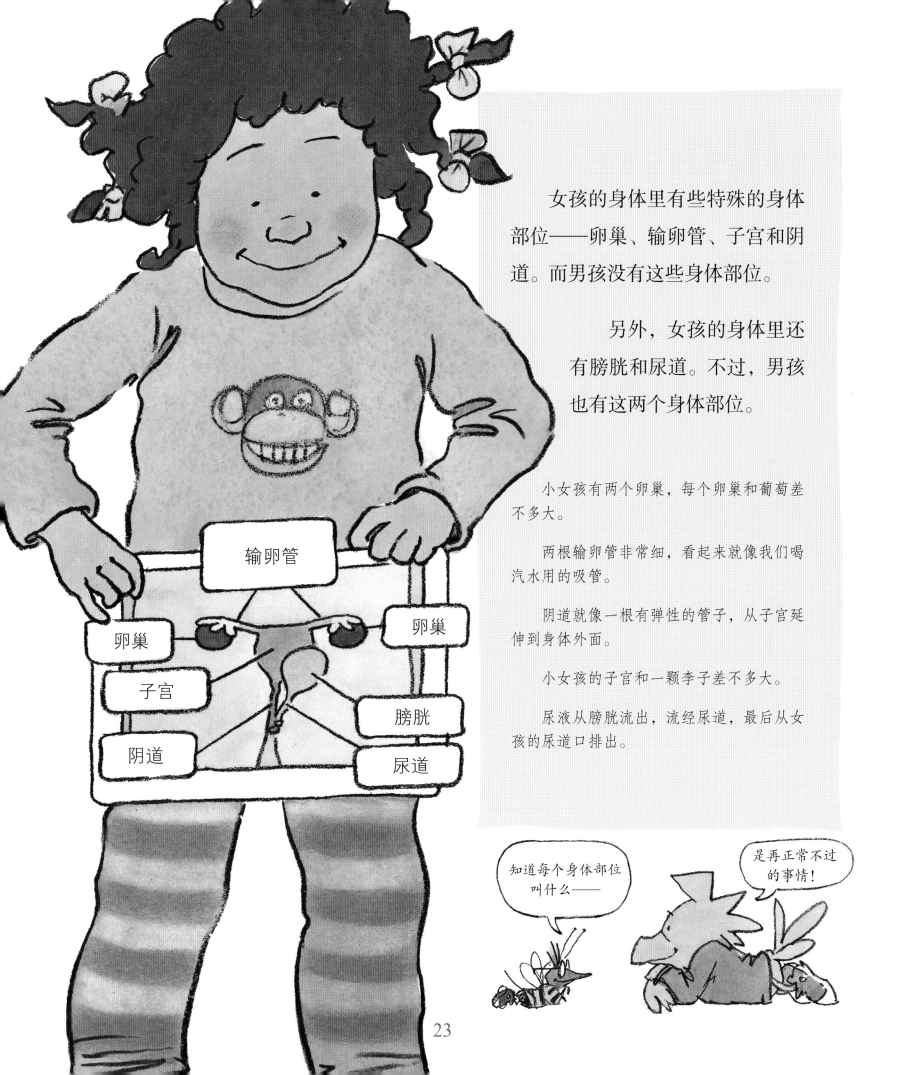

女孩的身体里有些特殊的身体部位——卵巢、输卵管、子宫和阴道。而男孩没有这些身体部位。

另外，女孩的身体里还有膀胱和尿道。不过，男孩也有这两个身体部位。

小女孩有两个卵巢，每个卵巢和葡萄差不多大。

两根输卵管非常细，看起来就像我们喝汽水用的吸管。

阴道就像一根有弹性的管子，从子宫延伸到身体外面。

小女孩的子宫和一颗李子差不多大。

尿液从膀胱流出，流经尿道，最后从女孩的尿道口排出。

输卵管

卵巢

卵巢

子宫

膀胱

阴道

尿道

知道每个身体部位叫什么——

是再正常不过的事情！

23

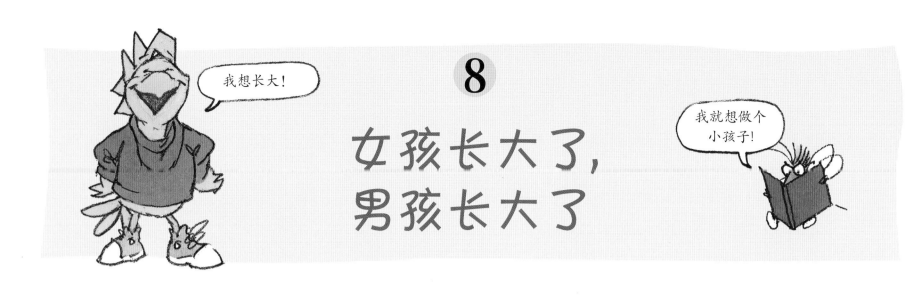

8

女孩长大了，
男孩长大了

随着男孩和女孩长大，他们的身体会发生变化，变得跟大人一样。这时，他们身体里面和身体外面的那些特殊身体部位就具备生宝宝的条件啦！

女孩长大后，身体会发生变化。她的乳房开始变大，腋下长出腋毛，阴道周围也开始长阴毛。卵巢开始排出微小的卵子，卵子也叫作"卵细胞"。

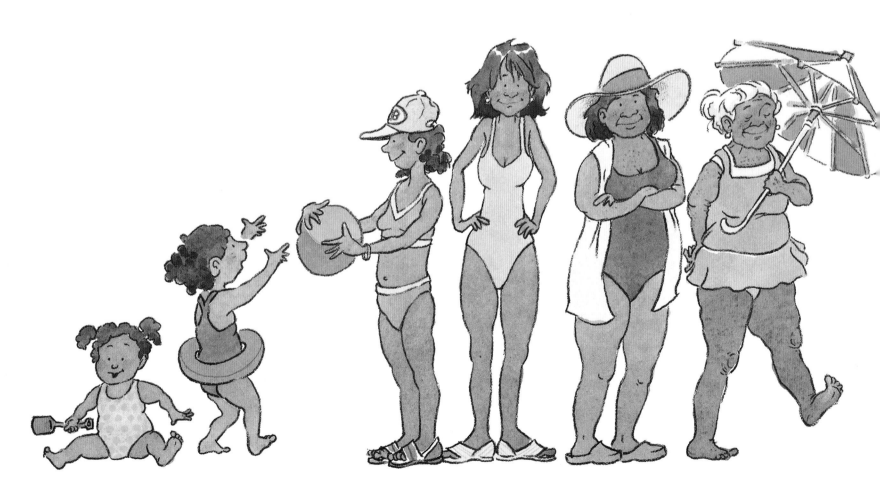

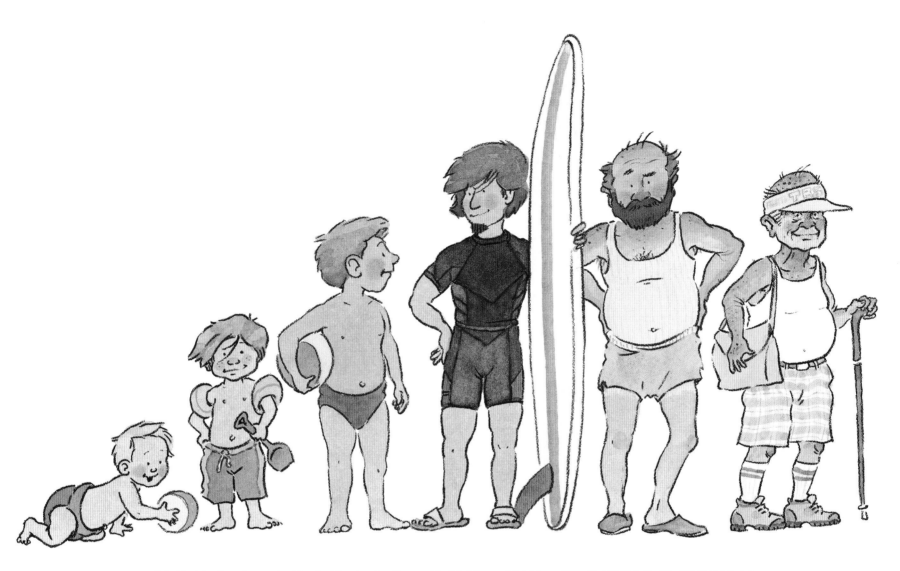

男孩长大后，身体会发生变化。他的脸、腋下、阴茎周围和胸膛开始长出毛发。声音也会发生变化，听起来像一个成年男人的声音。他的阴茎和阴囊也会长大。睾丸开始生成微小的精子，精子也叫作"精细胞"。

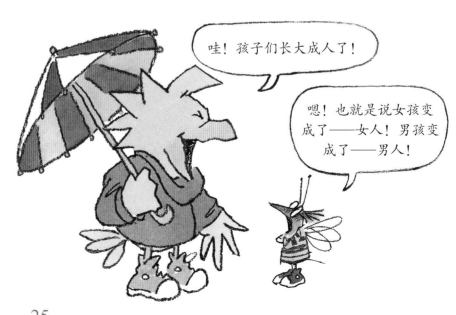

哇！孩子们长大成人了！

嗯！也就是说女孩变成了——女人！男孩变成了——男人！

好多卵子！好多精子！

小宝宝是怎么来的呢？其实呀，他（她）们就是爸爸身体里的一颗精子和妈妈身体里的一颗卵子结合而成的。

每天，男人的睾丸都会生成非常非常多，数以百万计的微小精子，这些精子特别小，只有用显微镜才能看到。

放大后的精子

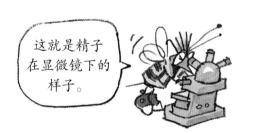

这就是精子在显微镜下的样子。

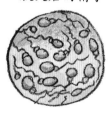

男孩生来就有睾丸，但是要等到他的身体发育成熟为一个男人后，他的睾丸才会生成精子，因此小男孩是没办法生小宝宝的。

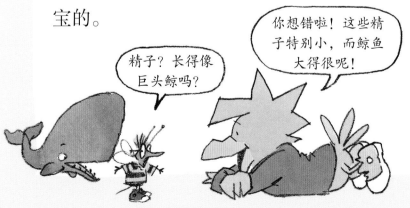

精子？长得像巨头鲸吗？

你想错啦！这些精子特别小，而鲸鱼大得很呢！

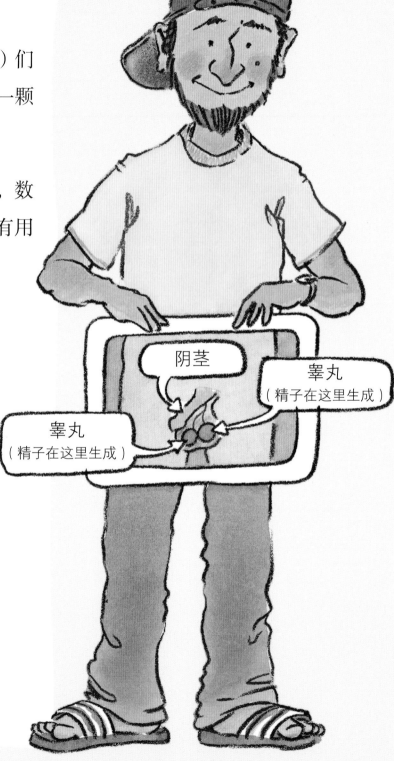

阴茎

睾丸
（精子在这里生成）

睾丸
（精子在这里生成）

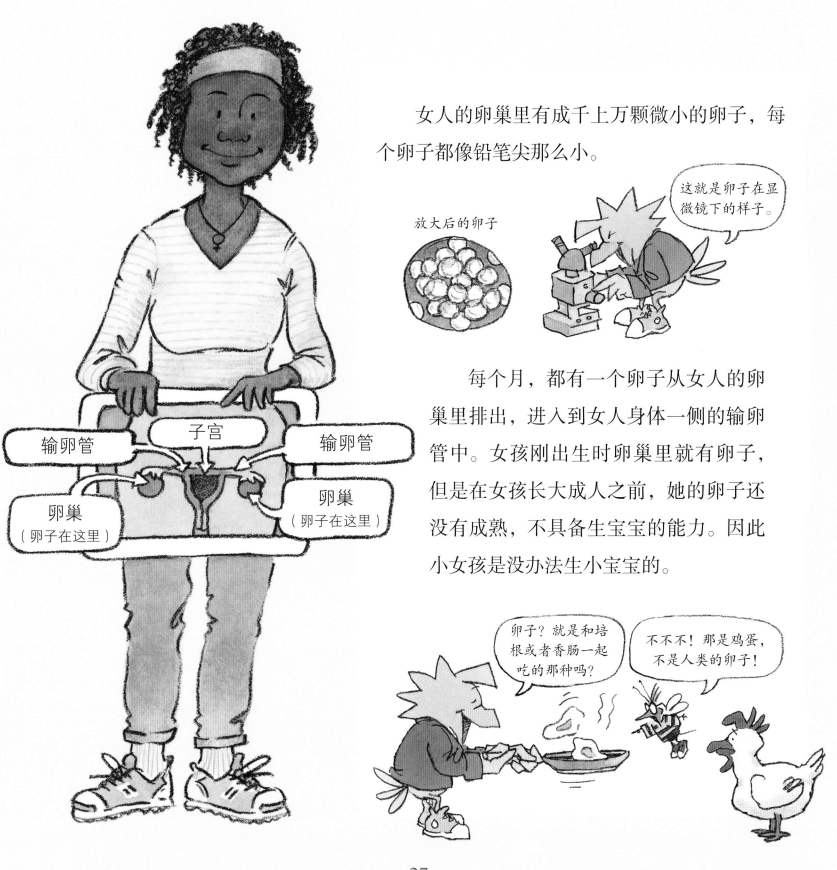

女人的卵巢里有成千上万颗微小的卵子，每个卵子都像铅笔尖那么小。

放大后的卵子

这就是卵子在显微镜下的样子。

每个月，都有一个卵子从女人的卵巢里排出，进入到女人身体一侧的输卵管中。女孩刚出生时卵巢里就有卵子，但是在女孩长大成人之前，她的卵子还没有成熟，不具备生宝宝的能力。因此小女孩是没办法生小宝宝的。

输卵管

子宫

输卵管

卵巢
（卵子在这里）

卵巢
（卵子在这里）

卵子？就是和培根或者香肠一起吃的那种吗？

不不不！那是鸡蛋，不是人类的卵子！

27

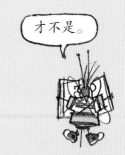

我从哪里来？

10

爸爸身体里的精子和妈妈身体里的卵子结合在一起，才能生出一个宝宝。

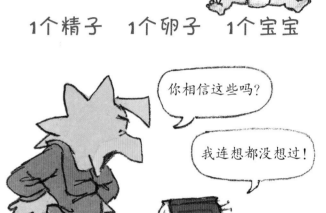

1个精子　1个卵子　1个宝宝

如果男人和女人想要生宝宝，通常来说，他们会进行一场特殊的爱的仪式。这种仪式也被叫做"做爱"、"性交"或"性爱"。这时候，男人和女人紧紧地拥抱在一起，男人把自己的阴茎插入女人的阴道内。

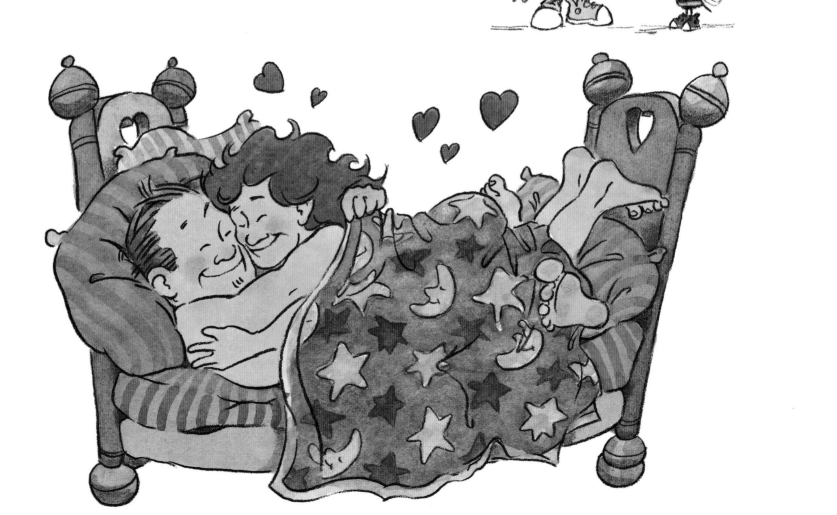

孩子们还太小，所以不能参加这种只有大人才能进行的，叫作"性交"的爱的仪式。

当大人们进行爱的仪式时，精子从男人的尿道口射出，进入女人的阴道，然后游过阴道和子宫，游进女人的输卵管里。

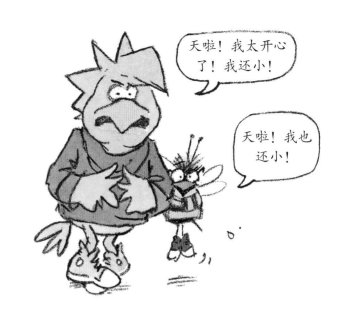

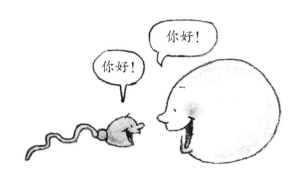

如果精子和卵子在一侧的输卵管里相遇并结合在一起了，神奇的事情就发生了！一个小宝宝的原始胚胎细胞就要开始生长发育了。

有时，精子和卵子无法在女人的身体里相遇。遇到这种情况，医生会取出一个精子和一个卵子，把它们放到一个小盘子里，为精子和卵子的相遇创造机会。

之后，医生再把这个与精子结合了的卵子放入女人的子宫里，婴儿的原始胚胎细胞就能开始发育了。有时，医生也会直接把精子放入女人的阴道内，让精子自己游到输卵管里并在那里与卵子相遇。

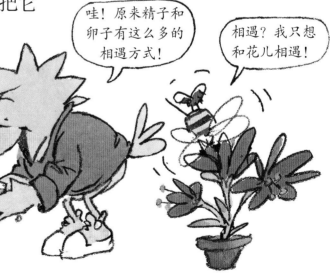

游泳大赛

你可能很想知道精子和卵子是怎么结合的……

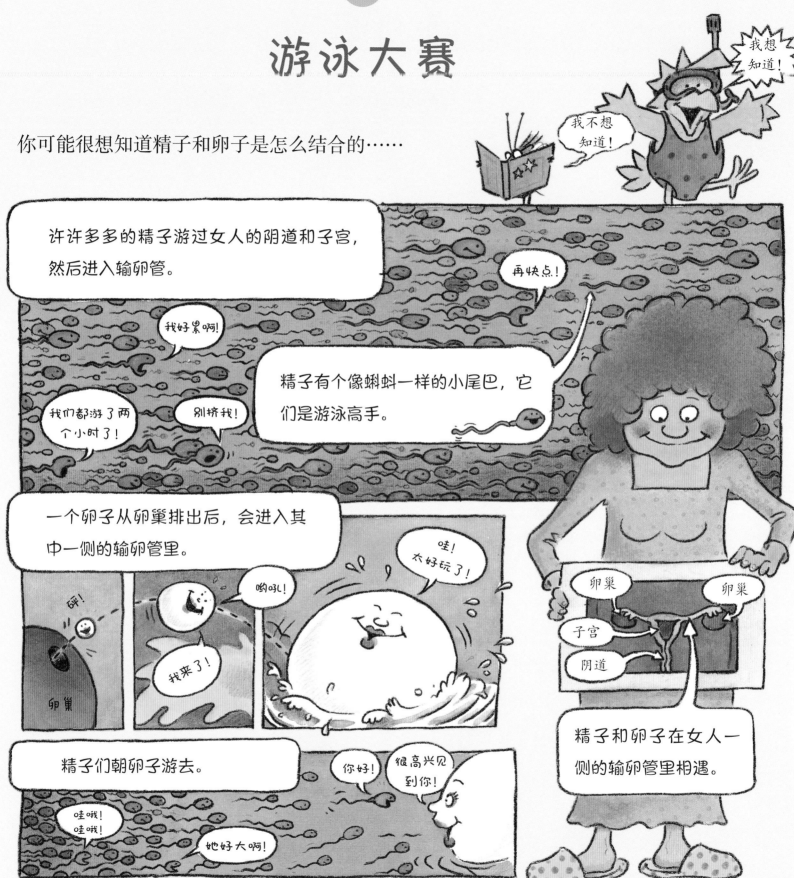

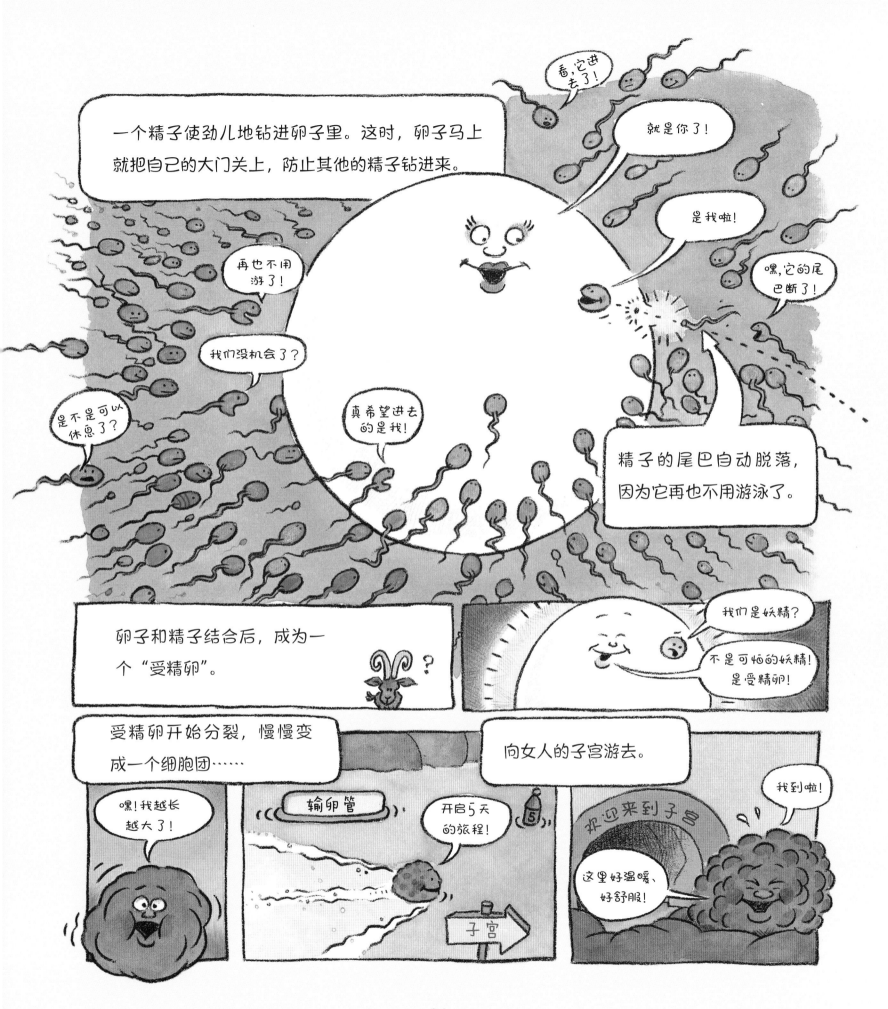

31

12

慢慢变大的子宫

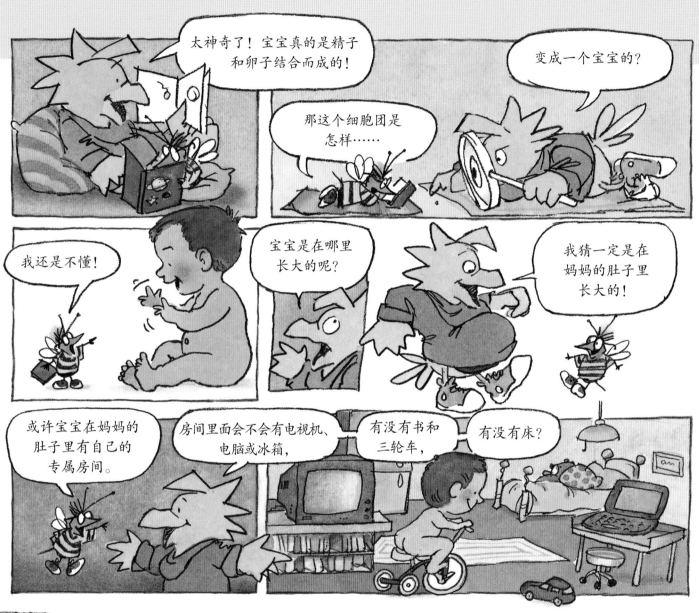

一旦细胞团在女人的子宫里安家后，这个女人就"怀孕"了，也就是说这个女人将要有宝宝了。宝宝出生前的这段时间被称为孕期。让人难以置信的是，一个小小的细胞团竟然可以长成一个全新的人—— 一个小宝宝！但这却是事实。

32

电影院里怀孕的女人

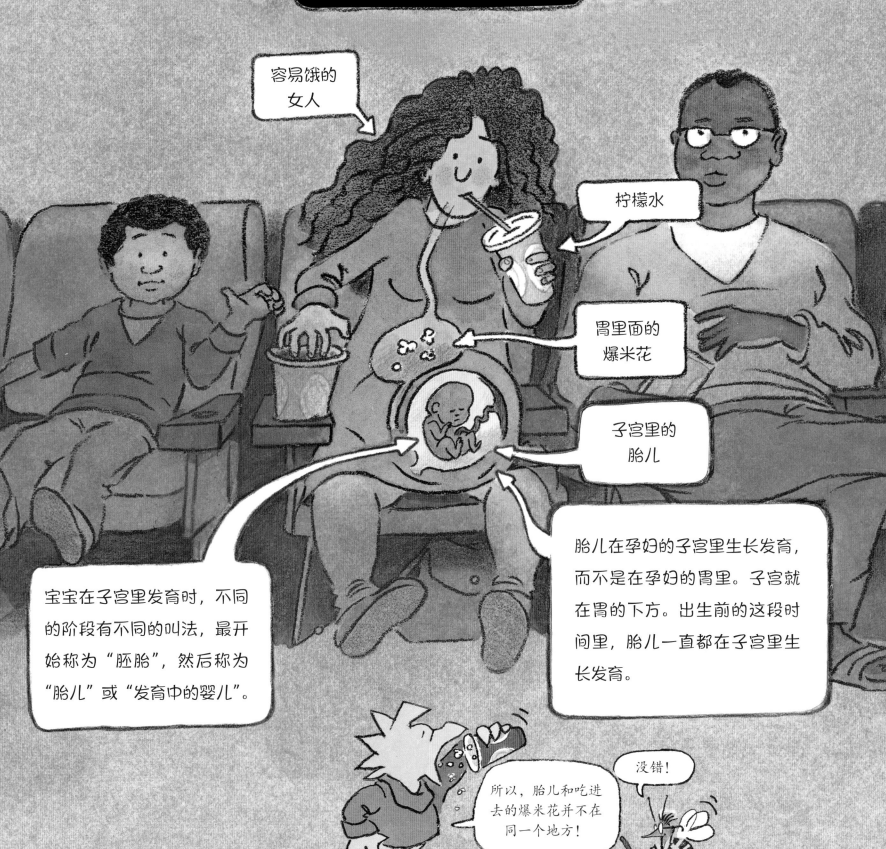

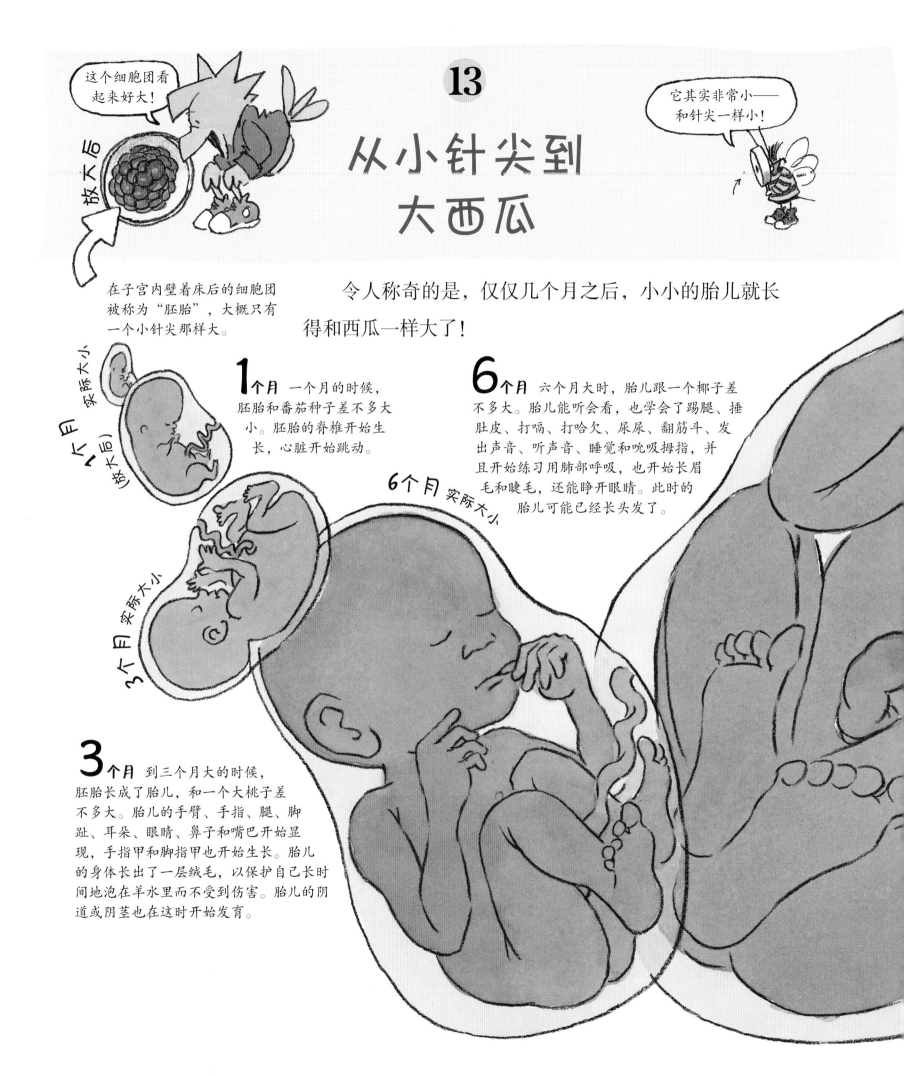

从小针尖到大西瓜

13

这个细胞团看起来好大！

它其实非常小——和针尖一样小！

放大后

在子宫内壁着床后的细胞团被称为"胚胎"，大概只有一个小针尖那样大。

令人称奇的是，仅仅几个月之后，小小的胎儿就长得和西瓜一样大了！

1个月 实际大小

1个月（放大后）

3个月 实际大小

6个月 实际大小

1个月 一个月的时候，胚胎和番茄种子差不多大小。胚胎的脊椎开始生长，心脏开始跳动。

6个月 六个月大时，胎儿跟一个椰子差不多大。胎儿能听会看，也学会了踢腿、捶肚皮、打嗝、打哈欠、尿尿、翻筋斗、发出声音、听声音、睡觉和吮吸拇指，并且开始练习用肺部呼吸，也开始长眉毛和睫毛，还能睁开眼睛。此时的胎儿可能已经长头发了。

3个月 到三个月大的时候，胚胎长成了胎儿，和一个大桃子差不多大。胎儿的手臂、手指、腿、脚趾、耳朵、眼睛、鼻子和嘴巴开始显现，手指甲和脚指甲也开始生长。胎儿的身体长出了一层绒毛，以保护自己长时间地泡在羊水里而不受到伤害。胎儿的阴道或阴茎也在这时开始发育。

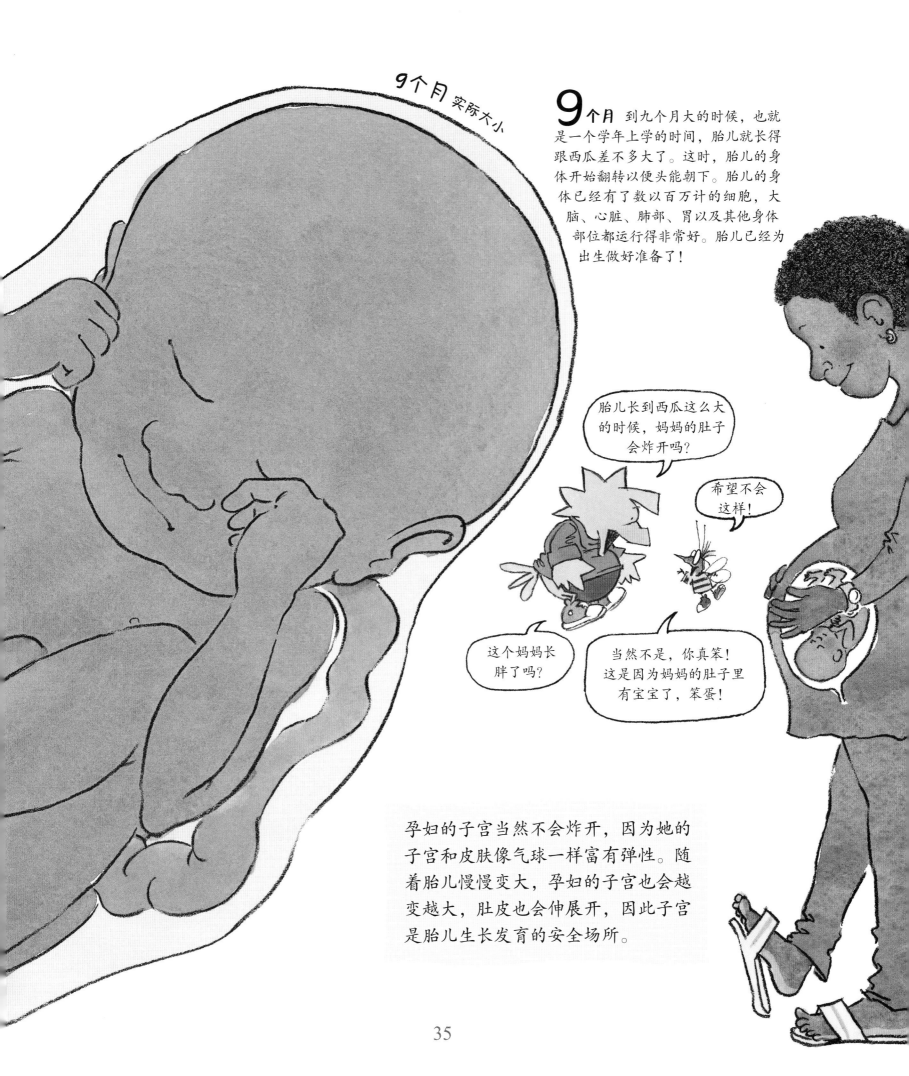

9个月 实际大小

9个月 到九个月大的时候，也就是一个学年上学的时间，胎儿就长得跟西瓜差不多大了。这时，胎儿的身体开始翻转以便头能朝下。胎儿的身体已经有了数以百万计的细胞，大脑、心脏、肺部、胃以及其他身体部位都运行得非常好。胎儿已经为出生做好准备了！

胎儿长到西瓜这么大的时候，妈妈的肚子会炸开吗？

希望不会这样！

这个妈妈长胖了吗？

当然不是，你真笨！这是因为妈妈的肚子里有宝宝了，笨蛋！

孕妇的子宫当然不会炸开，因为她的子宫和皮肤像气球一样富有弹性。随着胎儿慢慢变大，孕妇的子宫也会越变越大，肚皮也会伸展开，因此子宫是胎儿生长发育的安全场所。

35

14

弯弯曲曲的脐带

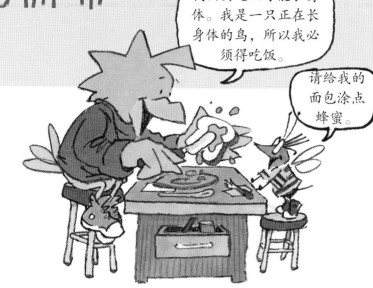

胎儿从妈妈吃的食物、喝的水和呼吸的新鲜空气中汲取所需的营养物质，来维持生长发育和保持身体健康。

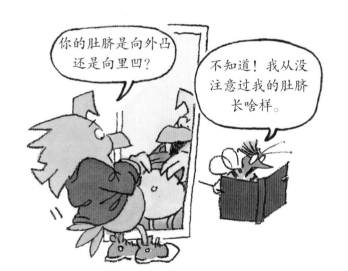

孕妇的身体和胎儿通过一根弯曲的带子连在一起，空气中的氧气和孕妇吃的食物中的营养物质也通过这根带子传到胎儿体内。这根带子就是"脐带"。当你还是胎儿时，脐带就连在你的肚脐上。肚脐又叫"肚脐眼"。

子宫里面充满了温暖的羊水，可以给胎儿提供一个温暖的环境，并保护胎儿免受外界的颠簸。有时，胎儿会喝进一些羊水，也会在羊水里尿尿。胎儿的尿液会随孕妇的尿液一起排出。不过，大多数胎儿不会在子宫里拉粑粑。

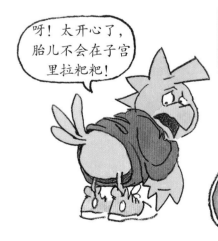

胎儿是如何吃饭和呼吸的

1 新鲜空气进入到孕妇的鼻子和嘴巴里。

2 香蕉、牛奶等食物和水吃到孕妇的嘴巴里。

3 空气吸入孕妇的肺部。

4 食物和水来到孕妇的胃里。

5 在胃里，食物被分解成各种营养物质。

6 少量营养物质和空气通过脐带传送给胎儿。

脑袋里全是宝宝的名字

罗西 玛丽 李
艾拉 黛西 比尔
罗比 山姆
迈克尔

孕妇

肺

肺

胃

子宫

胎儿

哦，所以脐带就像一根吸管，食物、水和空气通过脐带直接就到了胎儿体内。

这样吃饭还用不到汤勺或者叉子！

怀孕的狗

狗狗的胎儿

午餐

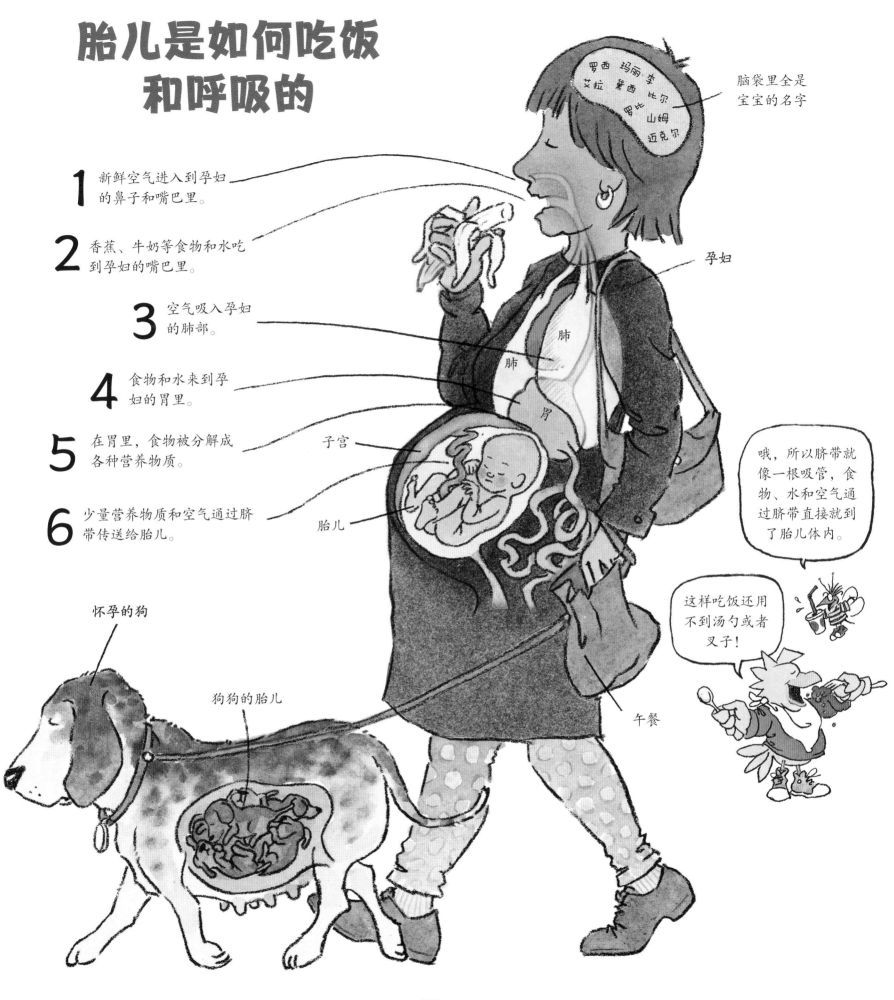

37

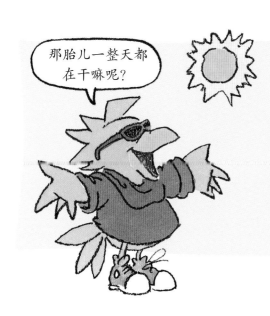

忙忙碌碌的胎儿

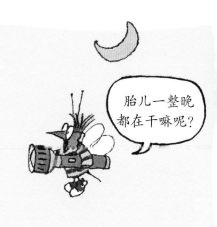

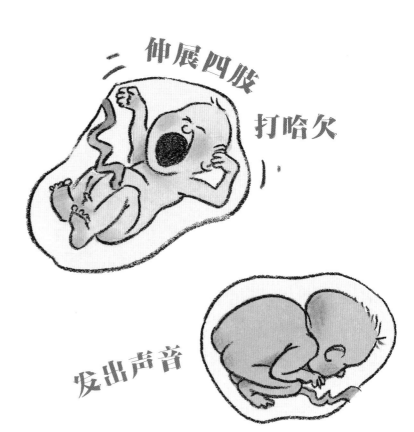

随着胎儿在子宫里渐渐长大，可以做很多事情！胎儿会踢腿、捶肚皮、翻跟头、吮吸手指、吞咽羊水、眨眼、伸展四肢和睡觉，还会发出各种声音，如打嗝和打哈欠。

伸展四肢

打哈欠

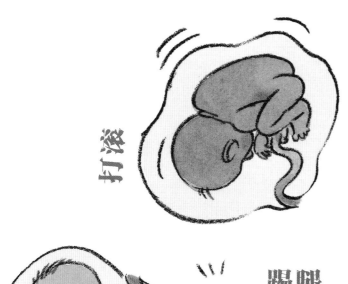

打滚

发出声音

当胎儿大一点的时候，能听到外界的各种声音，比如门铃声和歌声。胎儿还能听到妈妈的心跳声和胃蠕动的声音，还能看到外界的光亮。

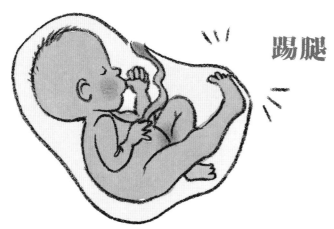

踢腿

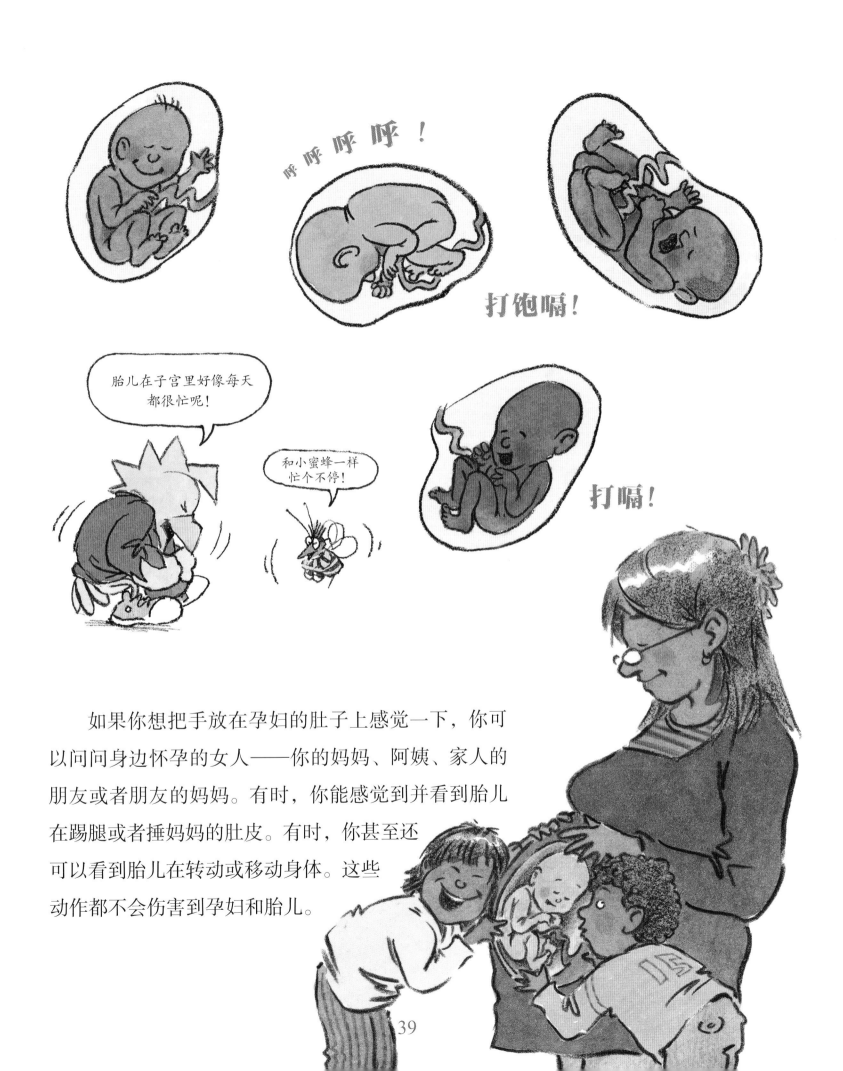

呼呼呼呼！

打饱嗝！

胎儿在子宫里好像每天都很忙呢！

和小蜜蜂一样忙个不停！

打嗝！

如果你想把手放在孕妇的肚子上感觉一下，你可以问问身边怀孕的女人——你的妈妈、阿姨、家人的朋友或者朋友的妈妈。有时，你能感觉到并看到胎儿在踢腿或者捶妈妈的肚皮。有时，你甚至还可以看到胎儿在转动或移动身体。这些动作都不会伤害到孕妇和胎儿。

39

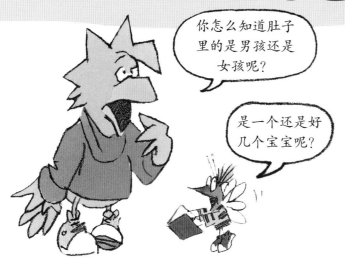

男孩？女孩？单胞胎？双胞胎还是多胞胎？

你怎么知道肚子里的是男孩还是女孩呢？

是一个还是好几个宝宝呢？

当医生或护士给子宫里的胎儿拍摄动态电脑图片或"超声波"图片时，有时你能看到胎儿在移动、捶肚皮、踢腿或者睡觉。有时你还可以看到胎儿是否有阴茎。如果有的话就是一个男孩，如果没有，胎儿就会有外阴，就是一个女孩。所以有些家庭在宝宝出生前就已经知道宝宝的性别了。

有些家庭不想提前知道胎儿的性别，他们想要在宝宝出生时给自己带来惊喜。有些家庭会把胎儿的超声波图片带回家向亲朋好友展示。

通过超声波检查，医生和护士也可以知道孕妇的子宫内有一个，两个还是多个胎儿。

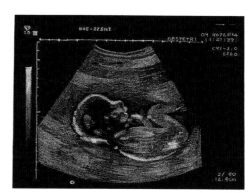

胎儿的超声波图片

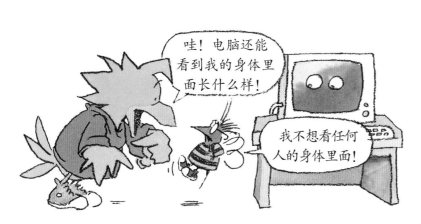

哇！电脑还能看到我的身体里面长什么样！

我不想看任何人的身体里面！

通常子宫内只有一个胎儿，不过有时也会有两个、三个甚至更多。

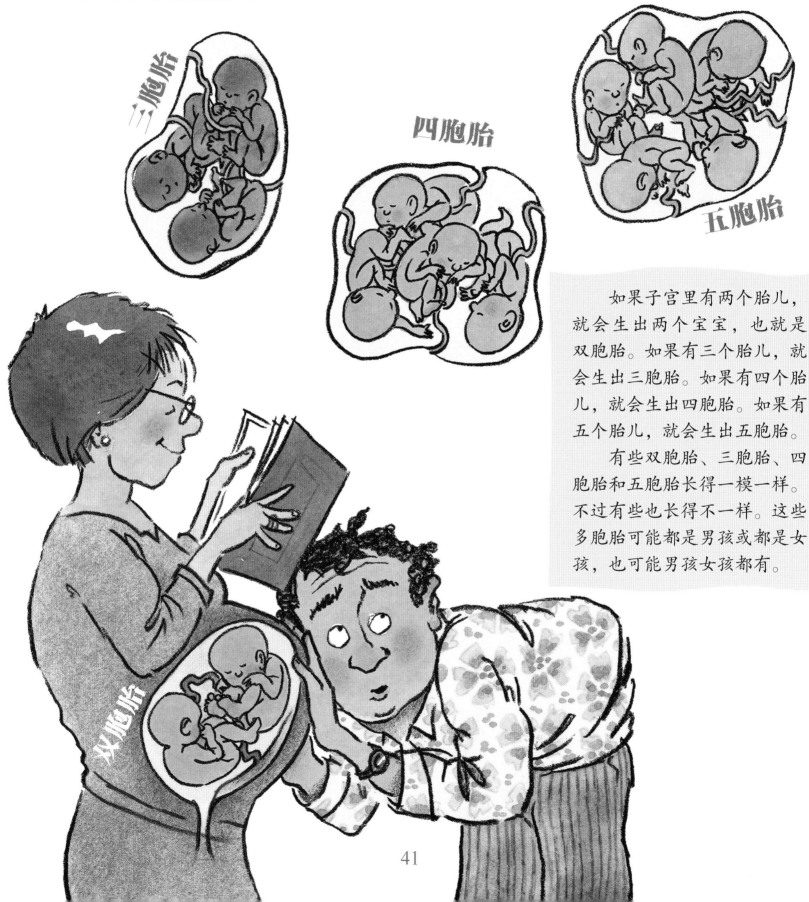

三胞胎

四胞胎

五胞胎

双胞胎

如果子宫里有两个胎儿，就会生出两个宝宝，也就是双胞胎。如果有三个胎儿，就会生出三胞胎。如果有四个胎儿，就会生出四胞胎。如果有五个胎儿，就会生出五胞胎。

有些双胞胎、三胞胎、四胞胎和五胞胎长得一模一样。不过有些也长得不一样。这些多胞胎可能都是男孩或都是女孩，也可能男孩女孩都有。

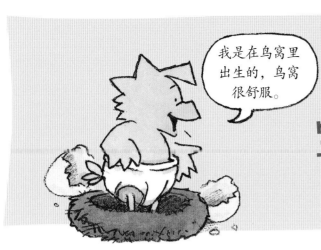

宝宝出生了！

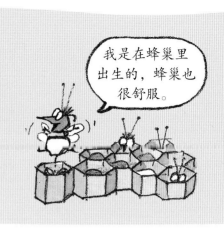

大多数宝宝在医院出生，但有些宝宝在家里出生。大多数时候，医生、助产士、护士或导乐师等医护人员会在婴儿出生时帮助妈妈分娩。通常情况下，宝宝的父亲或孕妇的伴侣会来帮忙。有时候，宝宝的叔叔阿姨、祖父母或者孕妇的好朋友也会过来帮忙。

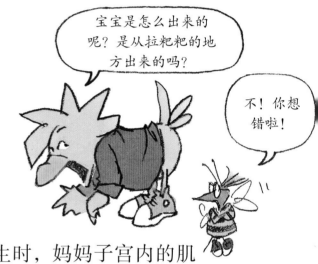

宝宝快要出生时，妈妈子宫内的肌肉开始收缩，将宝宝推出子宫，进入妈妈的阴道内。与此同时，阴道扩张到足够大，方便宝宝从阴道滑出。于是宝宝出生了！大多数宝宝都是以阴道分娩的方式出生的。

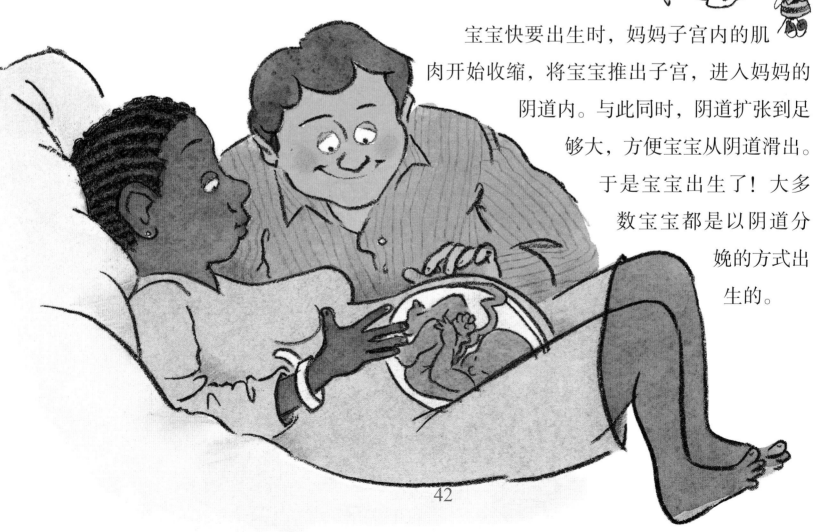

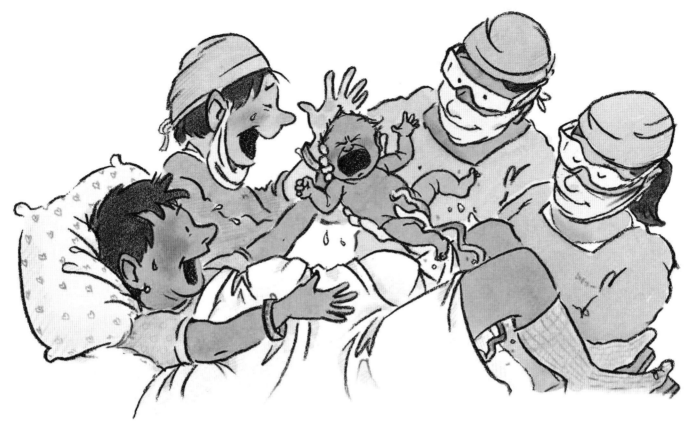

宝宝也可以通过"剖宫产"或"剖腹产"的方式出生——医生将妈妈的肚皮切开，在子宫上开个切口。在肚皮切开之前，医生要给妈妈注射麻药，这样妈妈就不会感到痛了。肚皮切开后，医生就将宝宝从子宫里拿出来——宝宝就出生了！接着，医生会用一种特殊的线将妈妈肚皮上的伤口缝合起来。许多宝宝就是这样出生的。你可以问一问自己的爸爸妈妈，自己是用哪种方式出生的以及自己是在哪里出生的。

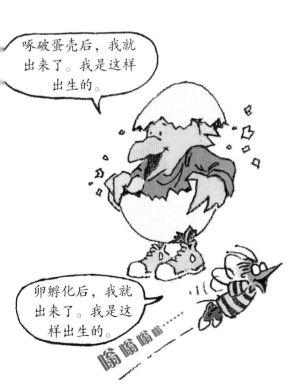

啄破蛋壳后，我就出来了。我是这样出生的。

卵孵化后，我就出来了。我是这样出生的。

嘀嘀嘀……

即使父母一方或双方已经知道宝宝的性别，但在宝宝出生的那一刻，他们还是会大喊"是个女孩！"或者"是个男孩！"宝宝出生的那一刻真是激动人心！

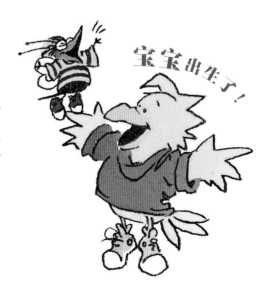

宝宝出生了！

18
生日快乐！

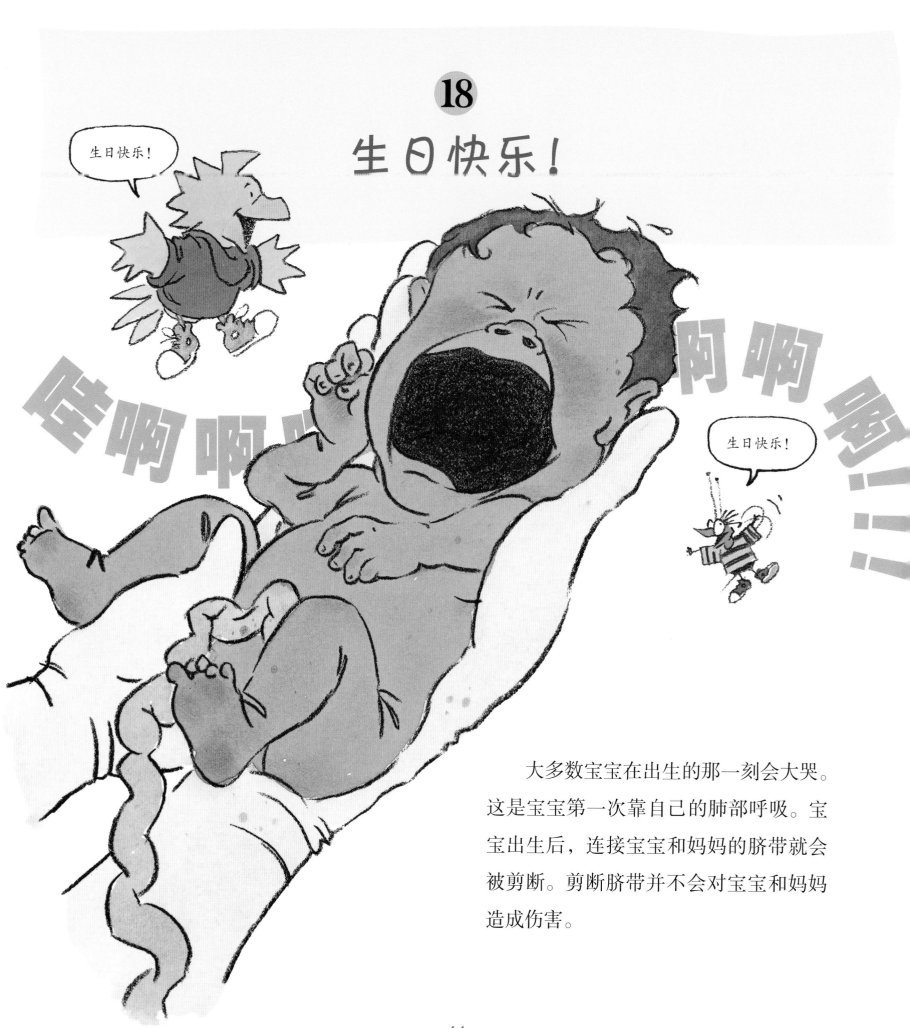

大多数宝宝在出生的那一刻会大哭。这是宝宝第一次靠自己的肺部呼吸。宝宝出生后，连接宝宝和妈妈的脐带就会被剪断。剪断脐带并不会对宝宝和妈妈造成伤害。

44

宝宝出生后会自己呼吸，所以脐带可以被剪掉了。新生儿可以自己用嘴吮吸妈妈的乳房或者奶瓶。新生儿所需的食物全部来自母乳或婴儿特制奶粉。

宝宝与脐带相连的地方会变成宝宝的肚脐眼。脐带剪断之后，有时甚至在剪断之前，爸爸和妈妈就迫不及待地抱起宝宝并且亲吻他（她）。第一次抱起并看着自己刚出生的宝宝，这种感觉非常棒。

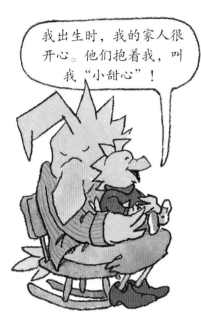

你出生的那天就是你的"生日"，这永远都不会改变。英文中生日一词"birth"指的是"新事物的开始"或者"新生儿"。每年你过生日的那天，大家都会为你唱《生日快乐》歌并为你庆祝生日。

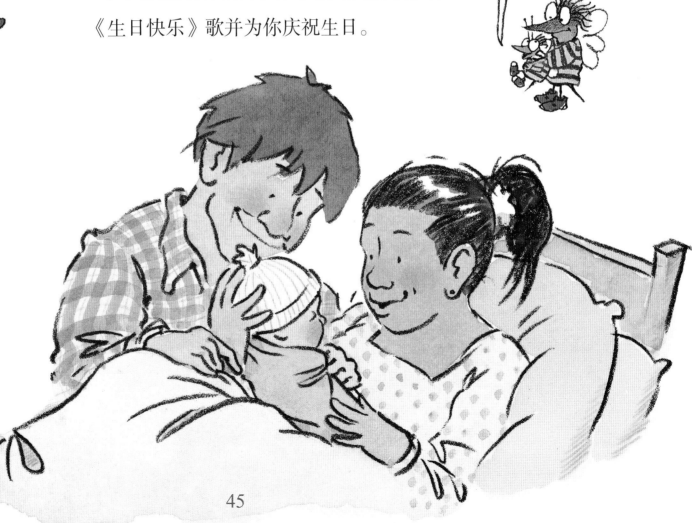

45

19

拥抱和亲吻

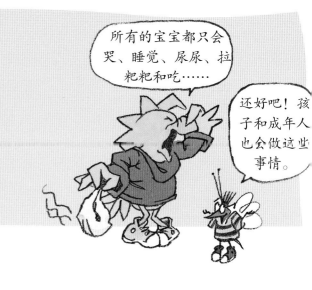

所有的宝宝都只会哭、睡觉、尿尿、拉粑粑和吃……

还好吧！孩子和成年人也会做这些事情。

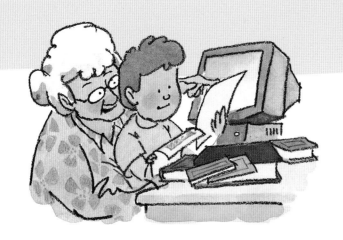

大多数孩子和成年人都不记得自己小时候的事情。你可以让父母给你看自己小时候的照片，或者让他们讲讲你小时候的趣事和样子。

如果你照顾过小宝宝，你将发现他们会做很多事情。小宝宝经常会因为做了很多新鲜事而感到疲倦，所以他们大部分时间都在睡觉，而且很爱哭。

宝宝累了或饿了的时候会大哭。想要尿尿、拉粑粑或者需要更换干净的尿布时，他们也会哭。

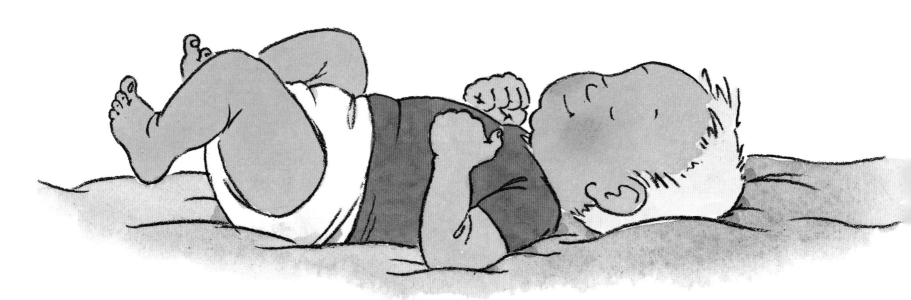

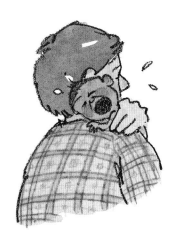

宝宝肚子饿了可以吃妈妈的母乳或者喝奶瓶里的特制奶粉。宝宝在需要拥抱和亲吻，或者感到太热或太冷时，他们会大哭。哭是宝宝告诉我们他们想要什么和表达自己感受的方式之一。

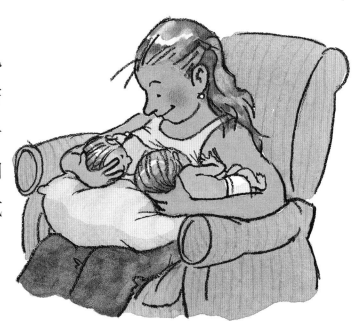

宝宝都是爱哭鬼。

哭一哭没事的，大人还会哭呢！

尽管小宝宝能听会看，也会制造各种声音，但他们还是需要爸爸、妈妈、叔叔、阿姨、祖父母、看护人或保姆的照顾。哥哥、姐姐、堂哥和堂姐也可以帮宝宝换尿布和洗澡。当宝宝再大一点的时候，他们还可以喂宝宝吃饭，陪宝宝玩"躲猫猫"的游戏。

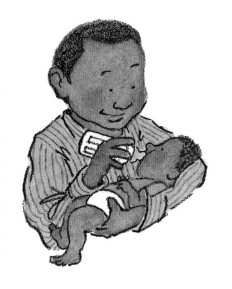

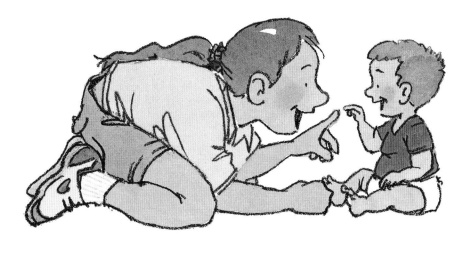

宝宝喜欢被哥哥姐姐们拥抱和亲吻，喜欢他们冲自己微笑，也喜欢他们和自己说话，还喜欢听他们唱歌。宝宝喜欢和比自己大的孩子一起玩！

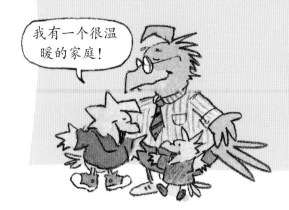

各种各样的家庭

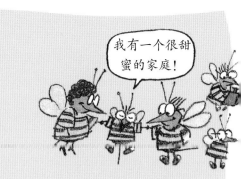

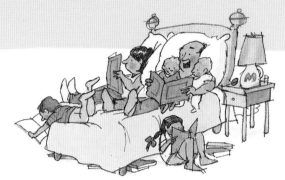

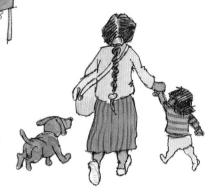

几乎所有的宝宝都在充满爱与温馨的家庭里长大。大多数宝宝和自己的亲生父母生活在一起，有些宝宝则和养父母生活在一起。

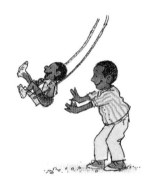

有些家庭只有一个孩子，有些家庭有两个、三个、四个甚至更多孩子。有些家庭有爸爸和妈妈，有些家庭是单亲家庭，只有妈妈或者只有爸爸。

有些孩子有两个爸爸或者两个妈妈。有些孩子与继父母一起生活，有些孩子与叔叔、阿姨、祖父母或养父母一起生活。有些孩子则与亲生父母中的一方生活一段时间，再与另一方生活一段时间。

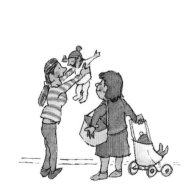

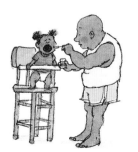

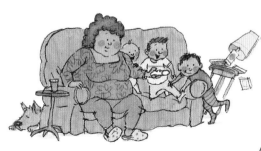

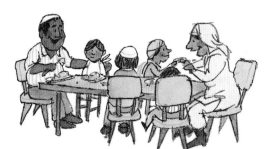

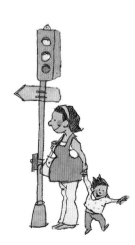

有时，当父母无法照顾自己的孩子时，他们会安排孩子去别的家庭生活，成为那个家庭的一员。因此，这个孩子就会和养父母一起生活，成为养父母的家人并在养父母的关爱和照顾下长大。我们把这种情况叫作"收养"。

爸爸妈妈、兄弟姐妹、堂兄弟姐妹、叔叔阿姨和祖父母都是家庭中的成员。对许多人来说，好朋友和保姆也是他们家庭中的成员。

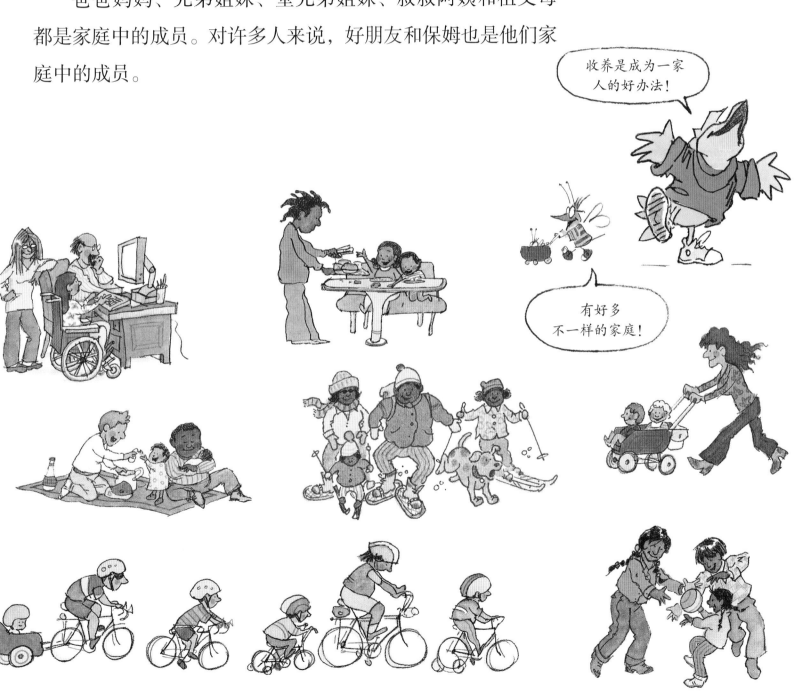

收养是成为一家人的好办法！

有好多不一样的家庭！

什么可以摸，什么不能摸

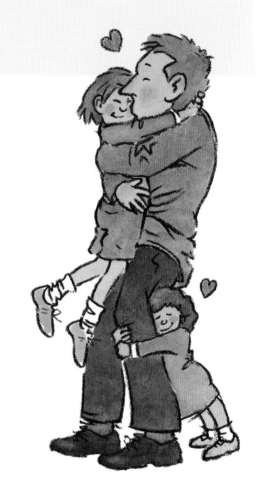

婴儿、小孩、青少年和成年人都喜欢被亲人或朋友拥抱和亲吻。与家人和好朋友之间的日常拥抱、亲吻、触摸和握手是"正常的触摸"。触摸分为"正常的触摸"和"不正常的触摸"。

我们的内衣裤或泳衣下面的身体部位是我们的"私处"或"隐私部位"。如果你因为痒或不舒服触摸了或挠了挠自己的隐私部位，这属于"正常的触摸"。

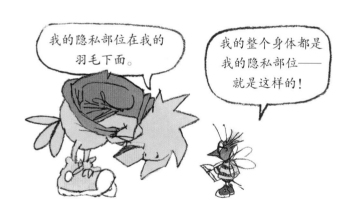

我的隐私部位在我的羽毛下面。

我的整个身体都是我的隐私部位——就是这样的！

体检时，为了检查你的身体是否健康，医生或护士会检查并触碰你的私处。医生和护士的这种触摸也是"正常的触摸"。

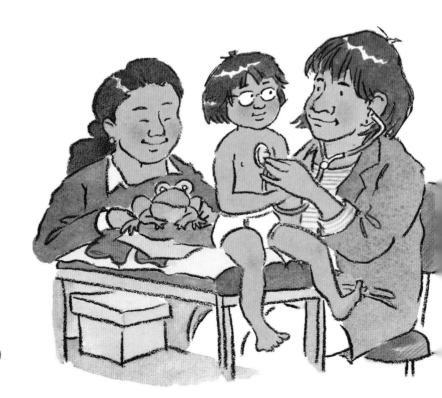

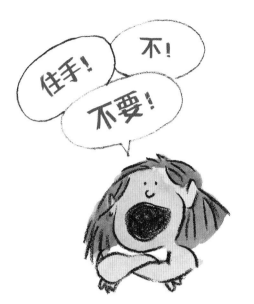

任何人触摸你的隐私部位，或者触摸你不想被别人触摸的地方，这些都属于"不正常的触摸"。如果发生这种情况，即使这个人是你的家人、朋友、熟人或者是你爱的人，又或者他（她）比你大很多，强壮很多，你也一定要大声跟对方说"住手！""不！""不要！"。

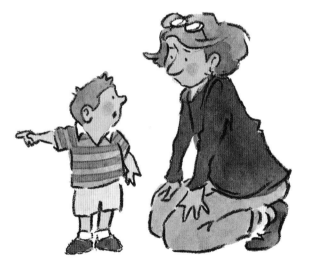

但你也要大声说"住手！""不！""不要！"。

我很小，你懂的。

如果有人试图触摸你的隐私部位，即使他让你保守秘密，你也要立刻告诉成年人。这个秘密你必须说出来。

你可以告诉你的家人、老师、医生、护士、学校护理人员或者你很熟悉的人。如果那个人不肯帮助你或者不相信你，你要继续告诉其他人，直到有人相信你为止。那个人会尽其所能地帮助你、保护你并制止这种"不正常的触摸"行为。幸运的是，许多成年人都能够并愿意为孩子们提供帮助。

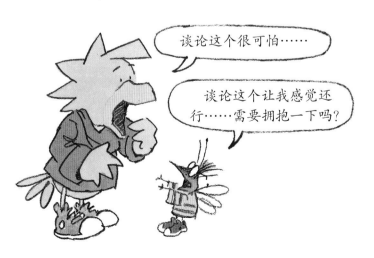

谈论这个很可怕……

谈论这个让我感觉还行……需要拥抱一下吗？

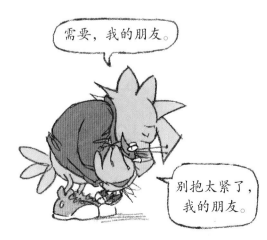

需要，我的朋友。

别抱太紧了，我的朋友。

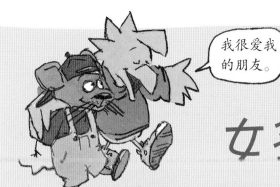

我很爱我的朋友。

女孩、男孩、朋友

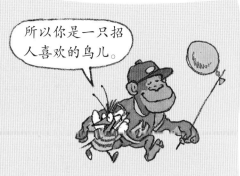

所以你是一只招人喜欢的鸟儿。

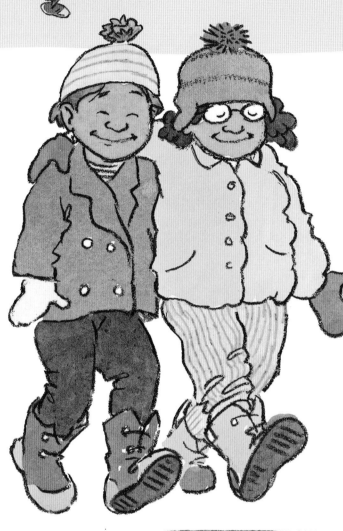

当你从婴儿慢慢长大，变成小孩，最后长成大孩子时，你会交到很多朋友，同时你也会发现交朋友是一件很有趣的事情。无论你有多少朋友，也不管你的朋友是男孩还是女孩，或者既有男孩又有女孩，这些都不重要，重要的是你们能成为好朋友。

成为朋友的方式有很多，比如轮流玩耍、分享玩具或一起玩游戏。当朋友不开心或者发脾气时，请对他们友好一点，这样你们将变得更加亲密。

我一点儿都不喜欢别人拔我的羽毛，但我很喜欢和他们拥抱。

我不喜欢别人挠我！不过当我磕到或者翅膀受伤时，我希望有人能亲亲我。

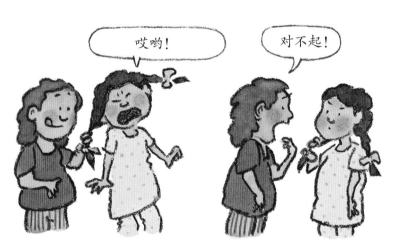

哎哟！

对不起！

懂得道歉、握手、拥抱和聊天都是交到朋友的好办法。

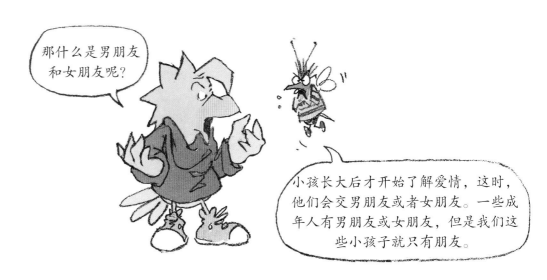

那什么是男朋友和女朋友呢？

小孩长大后才开始了解爱情，这时，他们会交男朋友或者女朋友。一些成年人有男朋友或女朋友，但是我们这些小孩子就只有朋友。

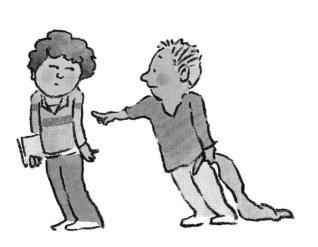

如果你不想牵手或者你不想被朋友触摸、拥抱和亲吻，你随时都可以告诉他们。如果朋友不想牵手，或者不想被你触摸、拥抱和亲吻，那也没关系。朋友之间需要互相倾听。

如果朋友要求你做一些你不太想做或者你认为不应该做的事情，如爬到高处、戏弄别人或脱掉衣服，即使他告诉你这样做没关系，你也要说"不，我不做！"或者说"我不想那样做！"。

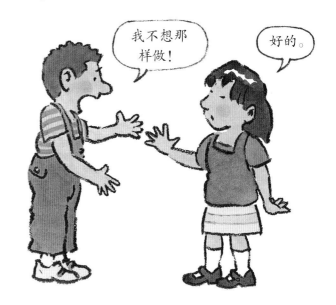

我不想那样做！

好的。

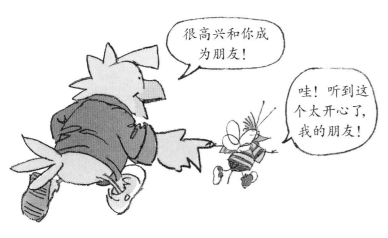

很高兴和你成为朋友！

哇！听到这个太开心了，我的朋友！

你不必做朋友要求你做的所有事情。你的朋友也不必做你要求他们做的一切。朋友可以有不同的爱好，甚至还会吵架。不管怎么说，有朋友是一件很棒的事情。

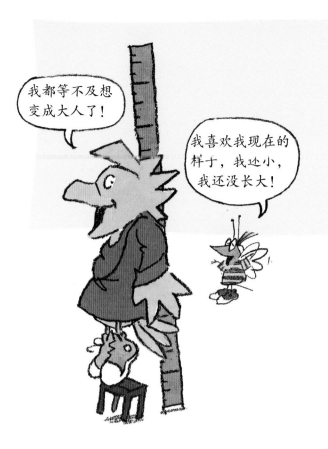

成长

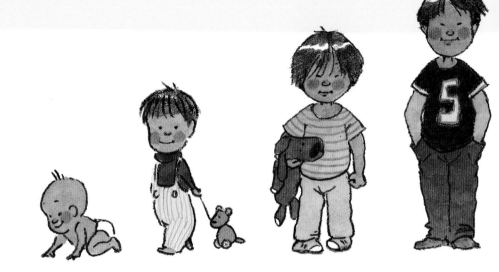

你正在长大！你以前只是个婴儿，现在是个小孩。有一天，你会成为一个年轻人。真让人难以置信，但终有一天，你会变成一个大人，甚至还会成为爸爸或者妈妈。随着年龄的增长，最后，你还可能会成为爷爷或者奶奶！

女孩长大后会变成女人。男孩长大后会变成男人。婴儿长成小孩，再到青少年，再到成年人需要很多年的时间。

成长的过程真

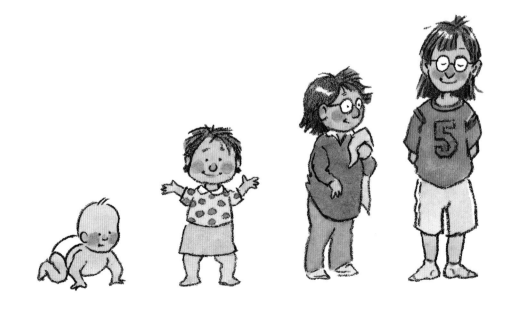

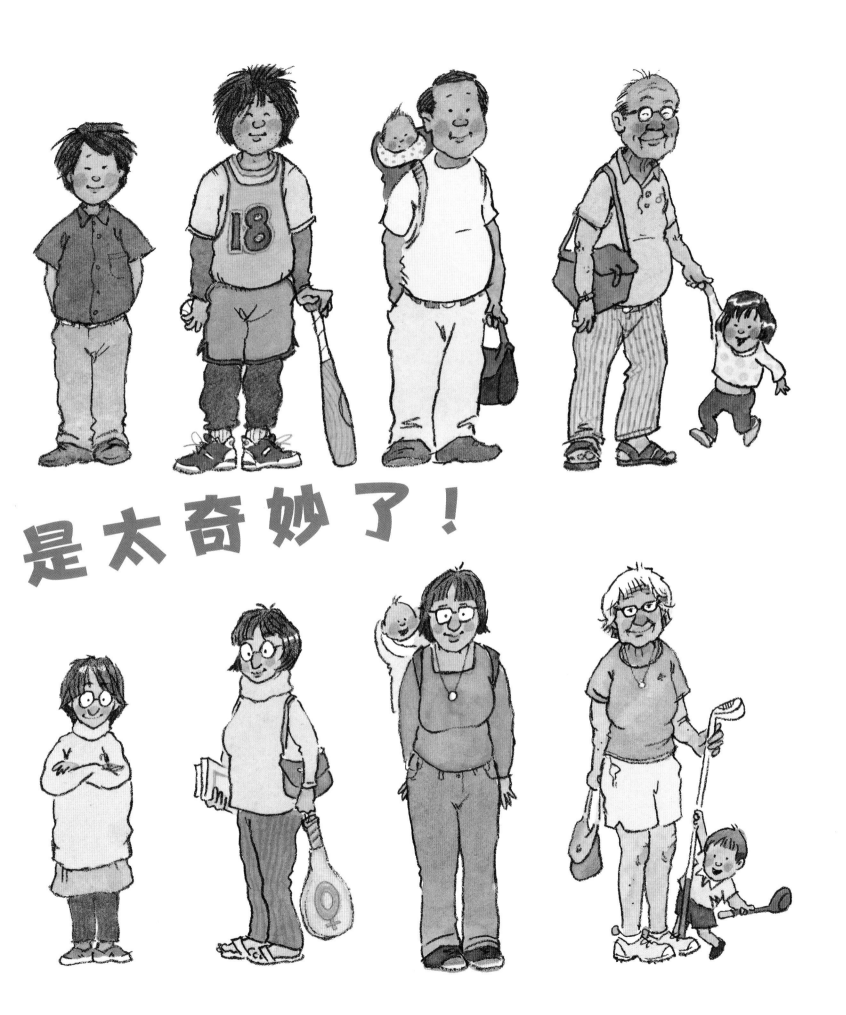

是太奇妙了！

小蜜蜂相信啦！

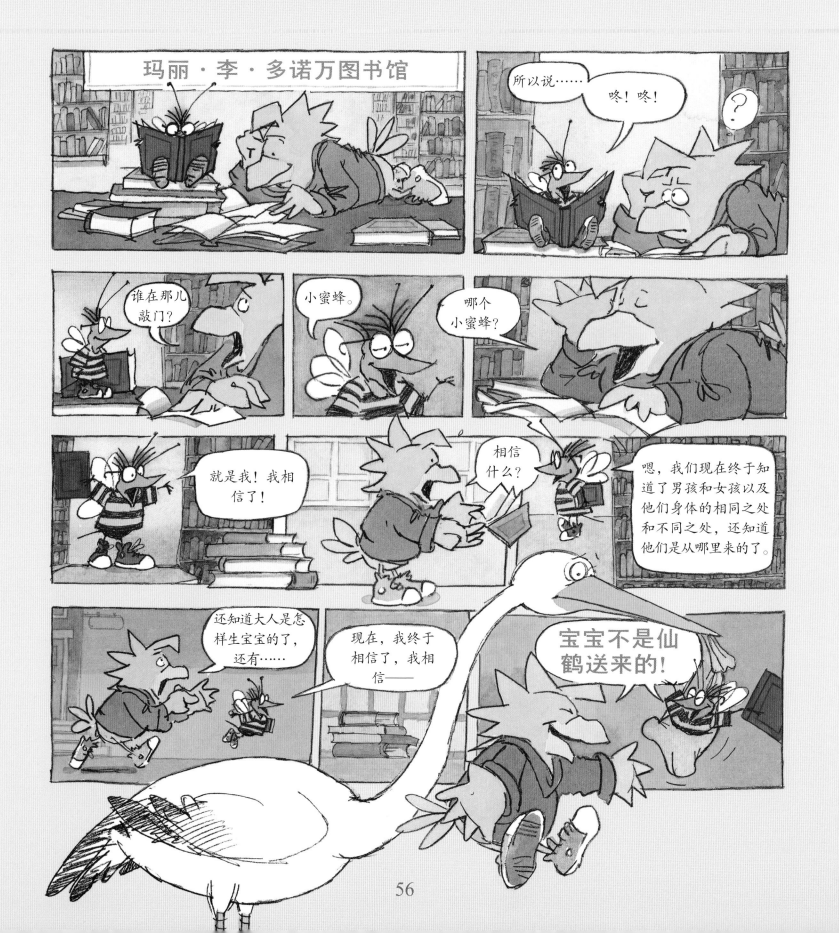

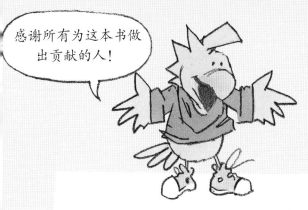

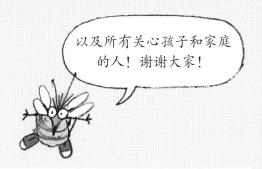

感谢所有为这本书做出贡献的人!

以及所有关心孩子和家庭的人!谢谢大家!

致谢

蒂娜·阿卢,美国马萨诸塞州剑桥市剑桥经济机会委员会计划生育主任

贝特西·安德森,美国马萨诸塞州剑桥市桑迪希尔学校幼儿园老师

莎拉·比尔斯,医学博士,美国马萨诸塞州剑桥市儿科医生和儿童精神病专家

黛博拉·张伯伦,美国马萨诸塞州诺伍德市研究助理

南希·克洛斯,博士,美国康涅狄格州纽黑文市耶鲁大学儿童研究中心副教授

莎莉·克里斯曼,美国马萨诸塞州沃特敦市科学教育工作者

玛丽·多明格斯,美国马萨诸塞州贝尔蒙特镇贝尔蒙特公立学校基础科学教育工作者

本·H.哈里斯,美国纽约州纽约市的一名家长

比尔·哈里斯,美国马萨诸塞州剑桥市的一位老爷爷

大卫·B.哈里斯,美国纽约州纽约市的一名家长

艾米丽·B.哈里斯,美国纽约州纽约市的一名家长

希拉里·G.哈里斯,美国纽约州纽约市的一名家长

罗宾·海尔布伦,美国犹他州盐湖城的一位老爷爷

卡拉·霍维兹,教育学博士,卡尔文·希尔日托中心主任,美国康涅狄格州纽黑文市耶鲁大学儿童研究中心学前教育讲师

莱斯利·坎特,公共卫生学硕士,美国纽约州纽约市计划生育协会教育部门主任

吉尔·坎特罗威茨,美国马萨诸塞州波士顿市计划生育联盟教育部门主任

玛戈特·卡普兰-梅耶,教育学博士,美国马萨诸塞州波士顿市开端计划培训与技术援助部门的婴儿和儿童发展研究专家

埃伦·凯利,美国马萨诸塞州阿灵顿市早教顾问

萨利·莱塞,美国马萨诸塞州剑桥市的一名书商

艾米·莱文,美国纽约州纽约市美国性信息与性教育委员会家庭项目协调员

伊丽莎白·A.利维,美国纽约州纽约市儿童作家

艾丽西亚·F.利伯曼,博士,美国加州大学旧金山分校医学心理学教授

卡罗尔·林奇,教育学硕士,美国马萨诸塞州阿灵顿市性学教育专家

史蒂文·马兰,博士,美国康涅狄格州纽黑文市耶鲁大学儿童研究中心的儿童精神病学和精神病学教授

温迪·道尔顿马兰,美国康涅狄格州纽黑文市耶鲁大学儿童研究中心助理研究员

琳达·C.梅耶斯,医学博士,美国康涅狄格州纽黑文市耶鲁大学儿童研究中心阿诺德·格塞尔儿童精神病学、儿科学和心理学教授,英国伦敦市安娜·弗洛伊德中心联合主席

迈克尔·麦基,美国纽约州纽约市美国计划生育联合会教育部副主席

伊莱·纽伯格,医学博士,儿童医院高级医学助理,美国马萨诸塞州波士顿市哈佛医学院儿科副教授

珍妮特·帕特森,教育学硕士,美国马萨诸塞州波士顿市艾德文特学校图书管理员

劳拉·莱利,医学博士,美国马萨诸塞州波士顿市麻省总医院妇产科医生和妇产科传染病部门主任

莫妮卡·罗德里格斯,美国纽约州纽约市美国性信息与性教育委员会教育和训练部副主席

希瑟·Z.桑基,医学博士,妇产科医生,美国马萨诸塞州斯普林菲尔德市贝斯泰医学中心住院医生培训项目主任

凯伦·肖尔,教育硕士,美国马萨诸塞州曼彻斯特市布鲁克伍德中学学前班教师

维多利亚·所罗门,美国马萨诸塞州剑桥市剑桥公共图书馆儿童图书管理员

苏珊·韦伯,美国马萨诸塞州阿灵顿市的一名顾问

伊莱恩·温特,教育学硕士,美国纽约州纽约市小红学校低年级校长

玛丽·扬,教育学硕士,美国纽约州纽约市小红学校儿童早期教育专家和幼儿招生部主任助理

帕梅拉·M.扎克曼,医学博士,美国马萨诸塞州布鲁克莱恩儿科医生

万分感谢烛芯出版社的所有伙伴,尤其是玛丽·李·多诺万和卡罗琳·劳伦斯对我们的理解与支持。感谢安德里亚·托姆帕跟踪记录所有事项。感谢沃克出版社的埃米尔·福琼和露西·英格拉姆对我们的帮助,为了让大洋彼岸的孩子们看到此书,她们付出了很多努力。

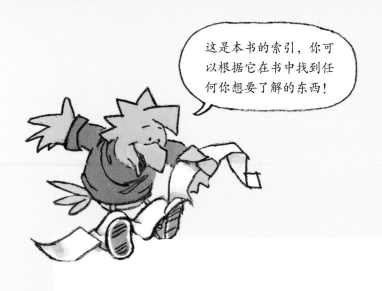

这是本书的索引，你可以根据它在书中找到任何你想要了解的东西！

索引

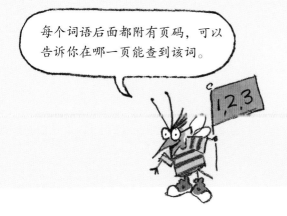

每个词语后面都附有页码，可以告诉你在哪一页能查到该词。

黑版贸审字 08-2019-071 号

图书在版编目（CIP）数据

宝贝，我想和你聊聊 /（美）罗比·H. 哈里斯
(Robie H. Harris) 文 ；（美）迈克尔·艾伯力
(Michael Emberley) 图 ；明芳娇译 . -- 哈尔滨 ：黑龙
江美术出版社，2020.11
  ISBN 978-7-5593-4530-1

  Ⅰ . ①宝… Ⅱ . ①罗… ②迈… ③明… Ⅲ . ①性教育
一儿童读物 Ⅳ . ① R167-49

  中国版本图书馆 CIP 数据核字（2020）第 109647 号

本书中文简体版权归属于北京童立方文化品牌管理有限公司

书   名 / 宝贝，我想和你聊聊
BAOBEI,WO XIANG HENI LIAOLIAO
作   者 / ［美］罗比·H. 哈里斯◎文
        ［美］迈克尔·艾伯力◎图   明芳娇◎译
选题策划 / 童立方·小行星
责任编辑 / 颜云飞
特约编辑 / 严 倩 陈 瑾
装帧设计 / 连 莹 柯 桂
出版发行 / 黑龙江美术出版社
地   址 / 哈尔滨市道里区安定街 225 号
邮政编码 / 150016
发行电话 / （0451）84270524
经   销 / 全国新华书店
印   刷 / 深圳市彩美印刷有限公司
开   本 / 12 开 889mm×1194mm
印   张 / 5.3
版   次 / 2020 年 11 月第 1 版
印   次 / 2020 年 11 月第 1 次印刷
书   号 / ISBN 978-7-5593-4530-1
定   价 / 55.80 元

版权所有，侵权必究

《宝贝，我想和你聊聊》是一本极具吸引力的百科全书式的儿童读物，内容包括有性生殖、各种形式的爱、怀孕的奥秘以及生命的奇迹。为了满足孩子对性别的好奇心，本书还对男女的性别差异做出了解释。本书可以帮助孩子和父母更好地认识和敬畏生命。

——T·贝里·布雷泽尔顿，医学博士；乔舒亚·D.斯帕罗，医学博士；两人合著有《儿童敏感期：如何教养3~6岁的孩子》以及《布教授有办法》系列

孩子们对性别差异以及宝宝来自哪里等问题充满了好奇。他们会爱上《宝贝，我想和你聊聊》这本书。强烈推荐！

——阿尔文·F.普森特，医学博士，波士顿哈佛医学院精神病学和贝克法官儿童诊疗中心教授；与他人合著有《如何教养黑人儿童》

强烈推荐《宝贝，我想和你聊聊》。本书所谈论的话题虽然敏感，但其语言真挚，内容客观准确，读起来令人倍感愉悦。对于父母羞于回答的问题，本书给了孩子们最真实的答案，即使是四岁的孩子也可以从中受益。

——贾斯汀·里查森，医学博士；马克·查斯特，医学博士，哲学博士；两人合著有《不怕小孩问：写给父母的亲子性教育指南》

孩子对一切事物都充满了好奇，他们想要了解所有的事物，包括他们的身体、性别以及出生。强烈推荐《宝贝，我想和你聊聊》！本书适用于家庭、社区和学校。

——帕特里夏·荷尔特多弗，一神论者协会牧师

罗比·H.哈里斯和迈克尔·艾伯力再一次获得了成功！他们知道儿童迫切地想要了解一切与身体、婴儿以及生命有关的事实。儿童在面对这些问题时会产生许多复杂的心理和许多奇思妙想，哈里斯和迈克尔无疑明白这一点。本书语言简单直接，插图生动有趣，内容适龄，适合亲子共读，可以帮助父母更好地引导孩子，让孩子在轻松搞笑的氛围中学到有用且权威的性知识。

——佩里·克拉斯，医学博士，波士顿大学医学院儿科副教授，波士顿多切斯特住宅区儿科医生，《亲子杂志》特约编辑

一本值得信赖的著作诞生了！本书语言简单直接，图片准确生动，用一种真诚友好的方式回答了孩子们（四岁及以上）所关心的问题，如他们是从哪里来的，男孩和女孩有哪些不同等。同时书中还教我们要拥抱时代的多样性。

——安吉拉·迪亚兹，医学博士和公共卫生硕士，纽约市西奈山青少年健康中心主任，西奈山医学院儿科和社区医学教授

在孩子知道吓人的回答之前，《宝贝，我想和你聊聊》这本书用一种温柔的方式向他们揭开了事实的真相。请不要嘲笑孩子们的这些问题，也不要对这些问题感到尴尬！即使是最小的孩子，他们也想知道自己是谁，来自哪里，自己是怎么出现在这里的，自己为什么和有的朋友相同，和有的朋友不同。但并非所有的父母都知道该如何将答案告诉孩子。幸运的是，本书给出了所有答案！

——佩内洛普·里奇博士，《实用育儿全书》作者，《儿童杂志》的特约编辑

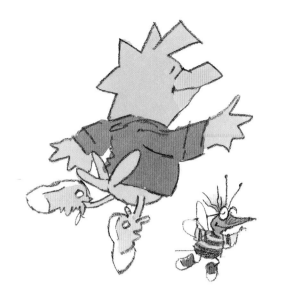
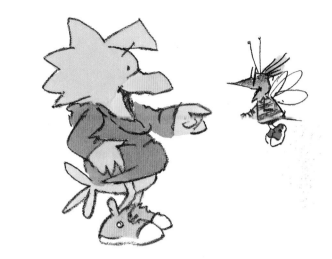
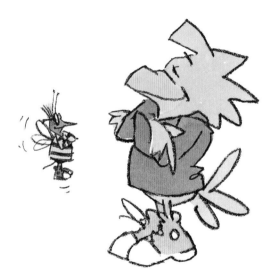
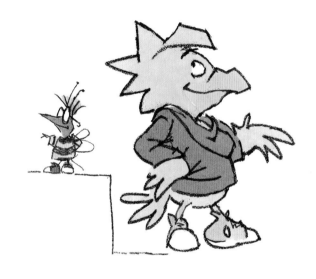
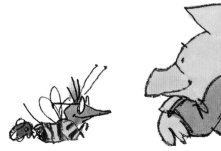
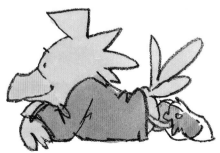
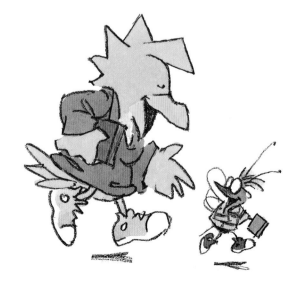